MEIN

WELLNESS-GARTEN

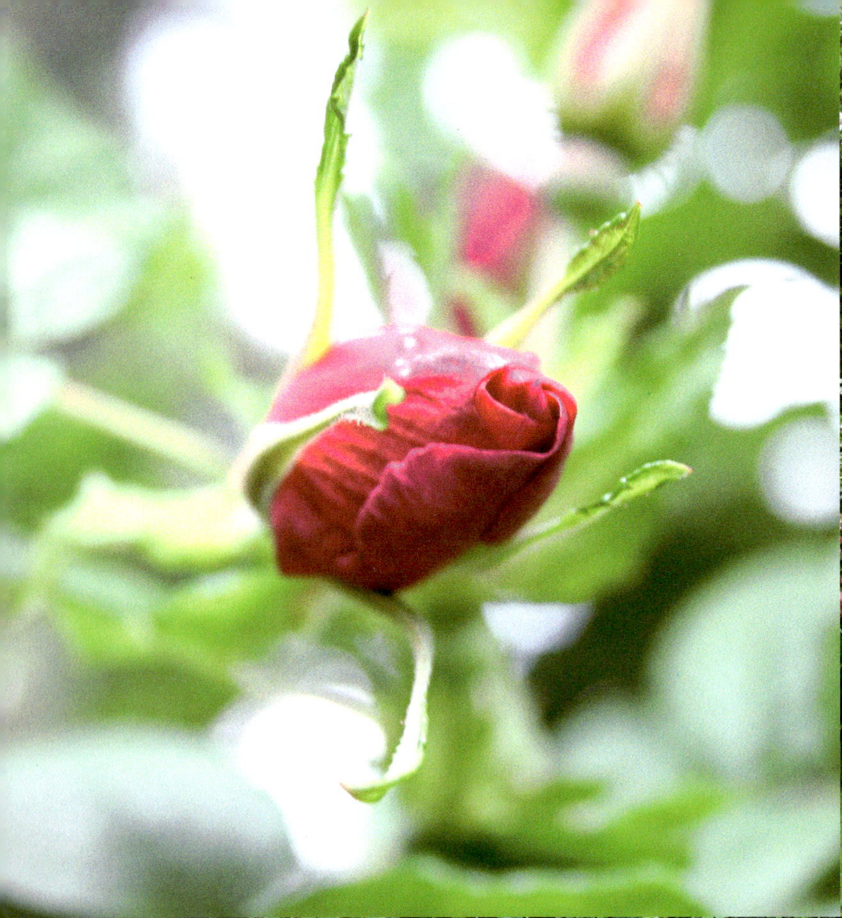
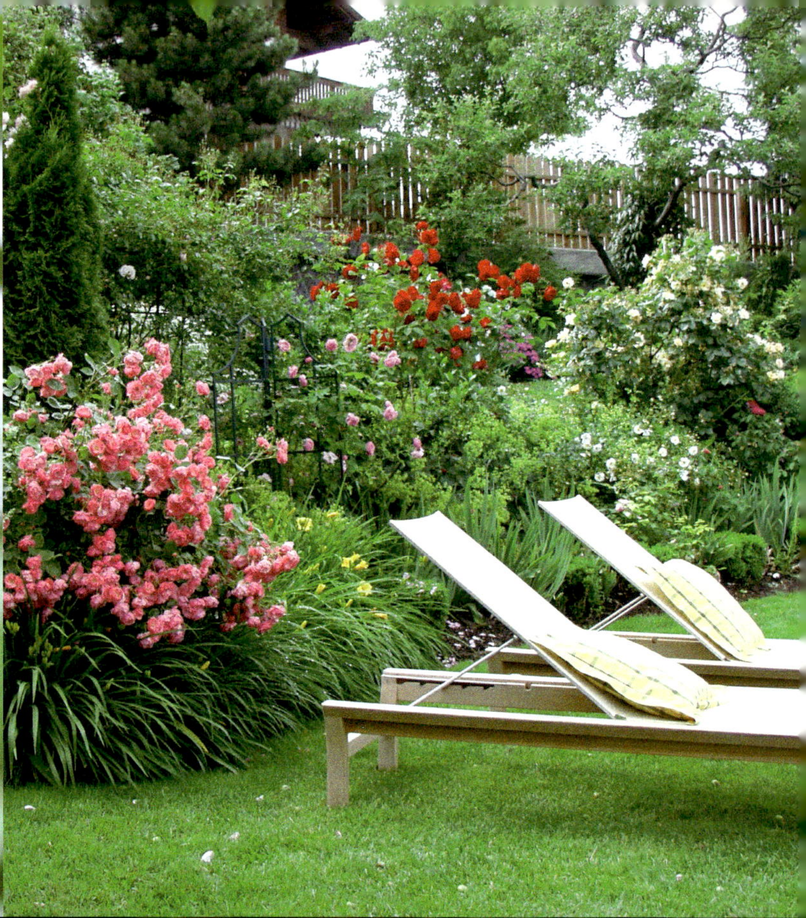
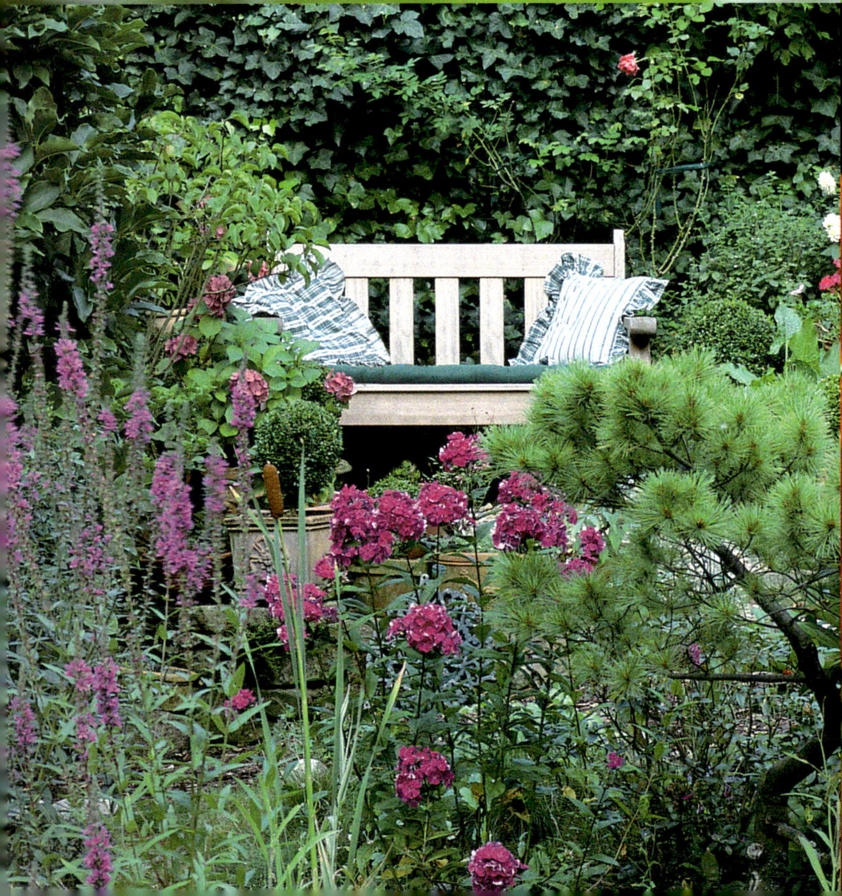
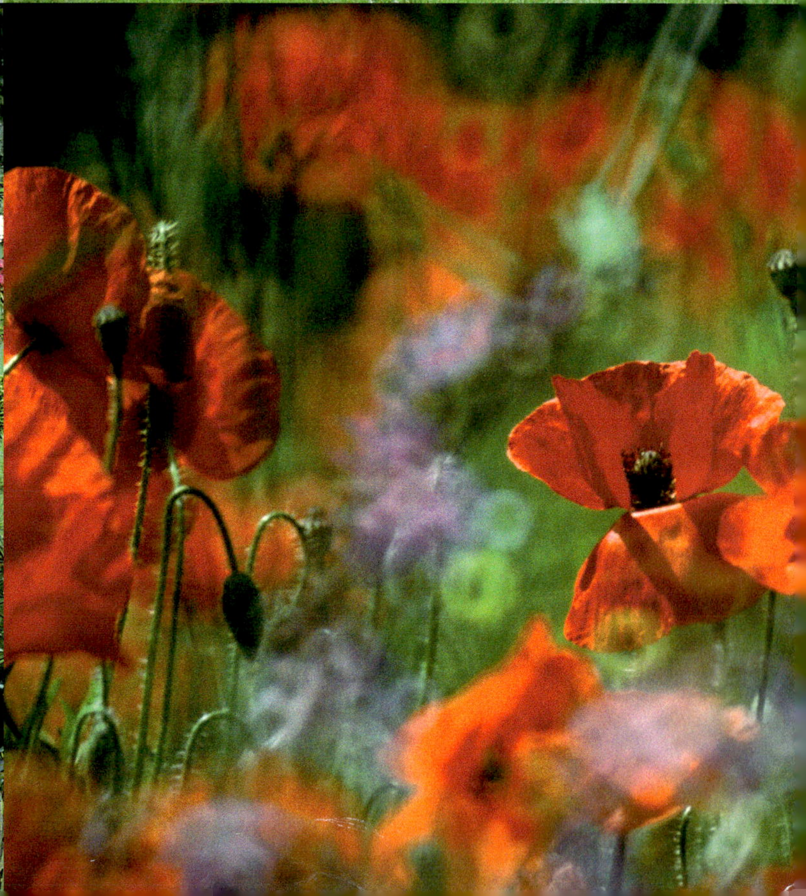

DOROTHÉE WAECHTER

MEIN WELLNESS GARTEN

Trauminseln, Kuschelplätze, Streichelpflanzen, Naschobst, Wasserspiele, Beauty-Kräuter

MEHR GARTEN LEBEN

blv

Inhalt

Wohlfühlen

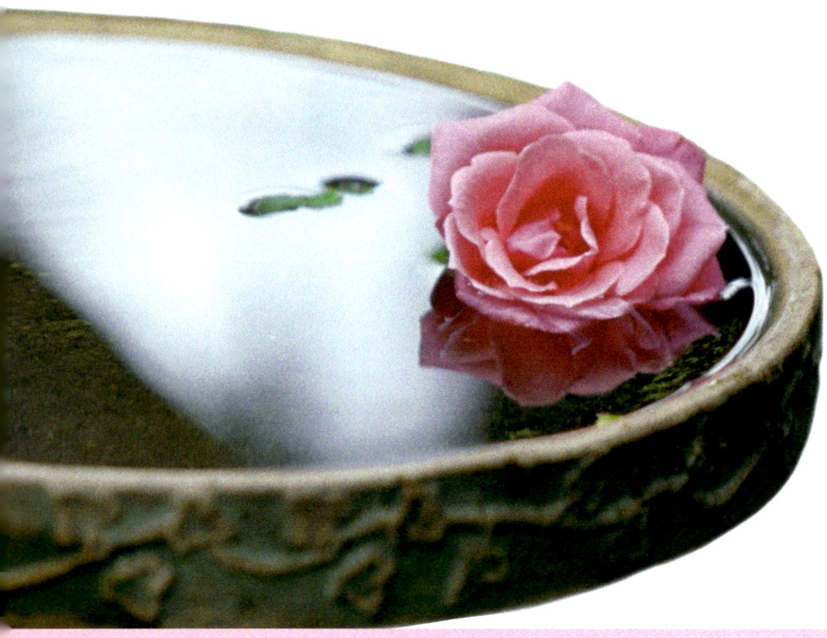

Geborgenheit

Ruhe finden

Sinnlichkeit

Wohlfü

Im Wellness-Garten fühlen Sie sich garantiert wohl

Willkommen im Wellness-Garten – dem kleinen Paradies zur Entspannung hinter Ihrem Haus. Dieser Garten scheint auf den ersten Blick ein ganz normaler Hausgarten zu sein. Wenn man genauer hinsieht, entdeckt man seine Besonderheiten – verschwiegene Sitzplätze, Becken mit meditativen Wasserspielen oder eine Blumenwiese zum Träumen. Im Wellness-Garten fühlt man sich geborgen und findet Ruhe. Er lebt von einer einzigartigen Sinnlichkeit und bietet verschiedene, ganz individuelle Möglichkeiten, sich vom Alltag zu erholen und zu entspannen. Auf das morgendliche Bad im Schwimmteich können Sie sich als Wellness-Gärtner ebenso freuen wie auf ein Eckchen zum Meditieren, eine Hängematte als Leseplatz zwischen zwei Bäumen oder Ihre frischen Lieblingskräuter für geschmackliche Höhepunkte im täglichen Speiseplan. Diese Punkte sollen möglichst schon bei der Anlage des Gartens berücksichtigt werden. Beschränken Sie sich jedoch auf Ihre individuellen Vorlieben. Der Wohlfühlgarten ist weder Statussymbol noch Pflanzensammlung oder Biotop, sondern vielmehr ein Lebensraum, in dem Sie sich ganz persönlich wohl fühlen. In diesem Garten können Sie Abstand von Stress und Sorgen gewinnen und so neue Kraft für den Alltag tanken.

Die Ansprüche an den Garten haben sich in den letzten Jahren verändert. Nachdem er viele Jahre der Versorgung mit Nahrung diente und später zum Hobby-Raum für Pflanzenzüchter, Blumenfreunde und Gestaltungskünstler wurde, übernimmt heute der Wellness-Garten eine ganz neue Rolle in unserem Leben: Er wird zum Ort des positiven Denkens, des Wohlfühlens und der Entspannung. Wir nutzen ihn als mentale und körperliche Kraftquelle für den Alltag, damit wir gesund und vital bleiben, um unsere Leistungsfähigkeit zu erhalten und zu steigern.

Planen, träumen und genießen

Die Gestaltung muss diesen Anforderungen gerecht werden. Zuvor allerdings müssen Sie sich überlegen, was Ihr persönliches Wohlbefinden steigert und wie Ihre individuelle Wellness-Welt im Grünen aussehen könnte. Denn so richtig wohl werden Sie sich nur dann fühlen, wenn die Gestaltungsideen Ihrem persönlichen Geschmack auch wirklich entsprechen. Um den Wellness-Garten richtig nutzen zu können, reicht es nicht aus, dass alles perfekt geplant und gepflegt ist. Man muss sich Zeit nehmen, um die Schönheit entdecken, die Ruhe spüren und den Luxus einer erfrischenden Dusche an heißen Sommertagen genießen zu können. Dann werden Sie bald Ihren Rhythmus finden und auf das Wassertreten am Morgen, die Ruhepause nach dem Mittagessen und die Runde durch den Garten zum Feierabend nicht mehr verzichten wollen.

hlen

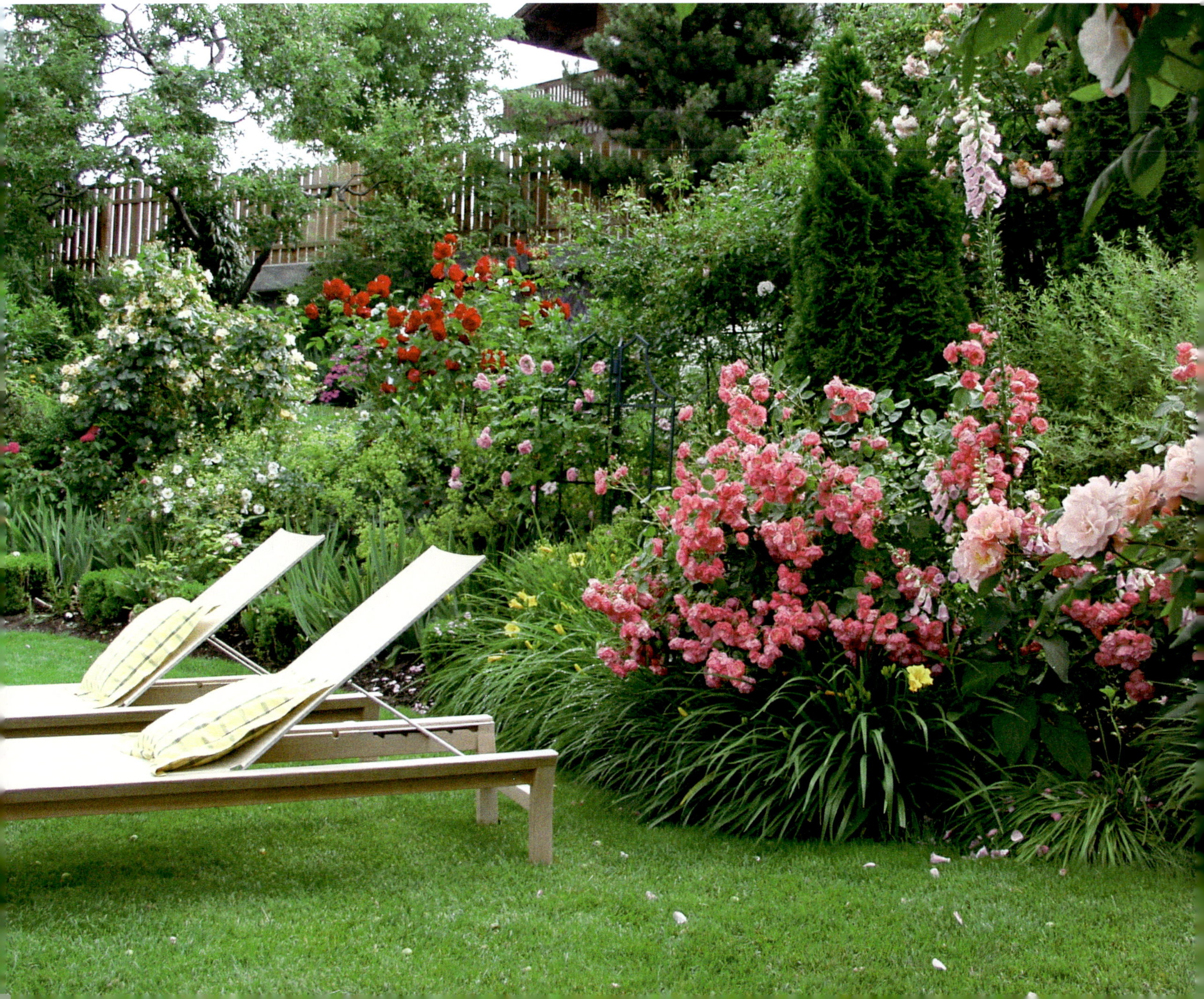

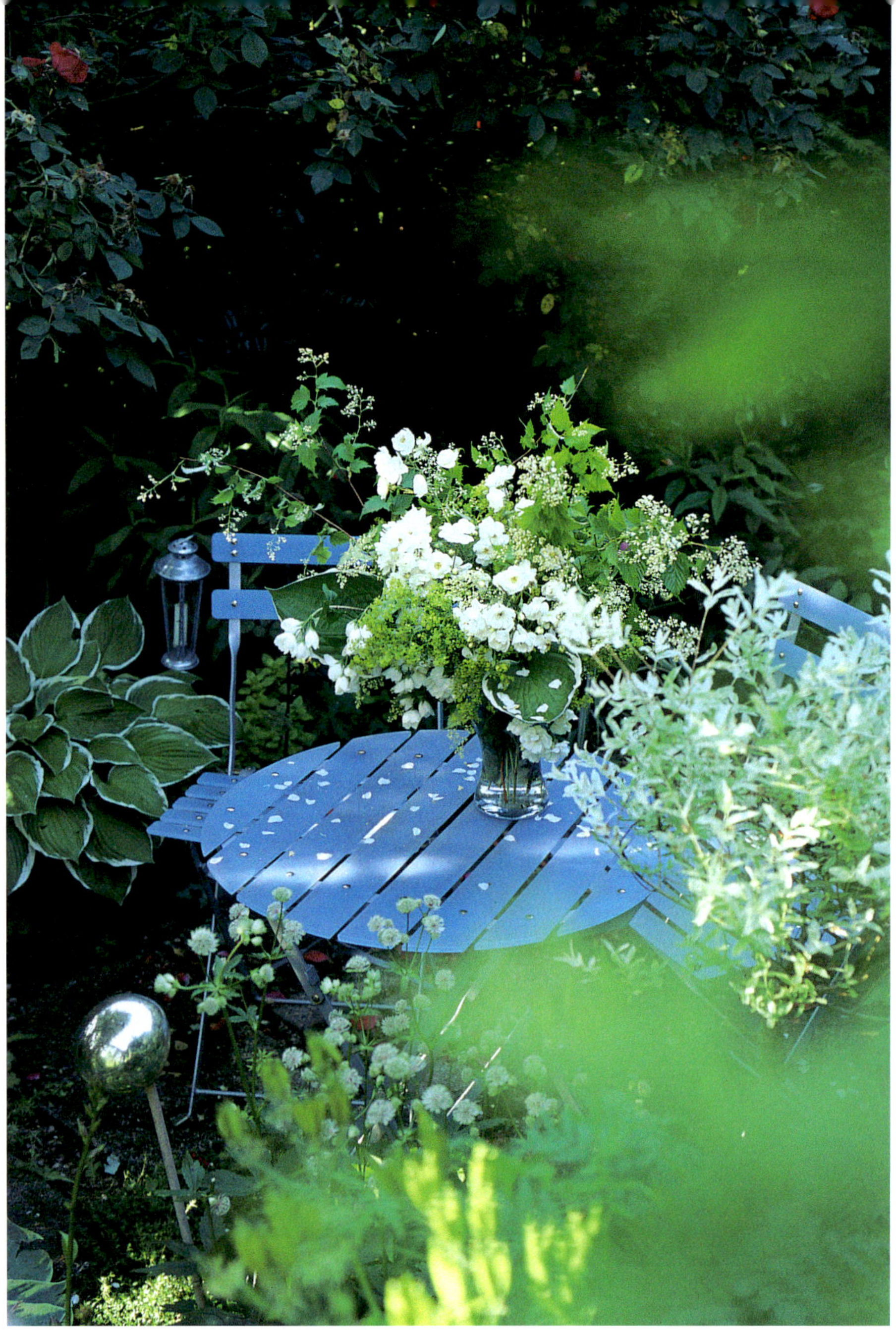

Ein eingewachsener Sitzplatz gewährt Ruhe zum Nachdenken und Unterhalten. Grüntöne betonen die Harmonie.

Den Garten erleben

Vom zeitigen Frühjahr bis in den Herbst lockt uns der Garten mit seiner Schönheit, mit wechselnden Akteuren, Farben und Formen. Die Schönheit der Natur beeinflusst das menschliche Gemüt positiv. Wer freut sich nicht an den ersten Schneeglöckchen nach der Winterpause und staunt über die dicht gefüllten, duftenden Rosenblüten? Zugleich ist kein Garten unfehlbar. Die Magnolienblüten erfrieren im April, der Ritterspornaustrieb wird von den Schnecken weggefressen, und die Glyzinie will einfach keine Blütenknospen ansetzen. Solche Misserfolge sind ärgerlich und enttäuschend. Aber sie zeigen auch, dass der Garten ebenso wie wir selbst nicht unfehlbar ist, sondern ein Spiegelbild unseres Lebens mit einem stetigen Auf und Ab. Diese Ähnlichkeit trägt wohl auch dazu bei, dass wir uns im Garten so wohl fühlen können. Schließlich zeigt der Garten auch, wie man sich schnell wieder versöhnen kann: Da blühen die Zierquitten üppig, säen sich Hornveilchen selbst aus und irgendwann erscheint doch eine erste Blütentraube der Glyzinie.

Erweiterter Wohnraum

Sitzgelegenheiten, Möbel und Accessoires spielen im Wellness-Garten eine große Rolle, schließlich handelt es sich um eine Art Erweiterung des Wohnraumes. Die pflanzliche Gestaltung schenkt dem Open-Air-Wohnzimmer einen Rahmen, der die Atmosphäre bestimmt und zum Erleben einlädt. Dazu gehört auch, sich einfach einmal in die Wiese zu legen oder an den Stamm eines Baumes zu lehnen. Wer aktiv Wellness betreibt, braucht dafür Wasser zum Schwimmen, ein Trampolin zum Springen oder einen dichten Rasen als Untergrund für Yoga-Übungen. Um unter freiem Himmel zu entspannen, ist man oft dagegen mit einer Liege, einer Hängematte oder einer Bank unter freiem Himmel zufrieden.

Harmonie und Ruhe

Der Wellness-Garten strahlt eine besondere Harmonie aus. Sie beruht auf sanften Farben und einem ausgeglichenen Wechselspiel von gegensätzlichen Formen, Konturen und Kontrasten. Vermeiden Sie allzu starre und harte Muster in der Gestaltung. Natürlich lassen sich diese Elemente nicht immer umgehen, aber man kann ihre Wirkung abmildern. Eine schnurgerade Kante wird von Blütenpolstern eingefasst. Spitze Blätter werden von duftigen Blütenwolken umspielt.
Wer in diesem Punkt unsicher ist, sollte sich mit der fernöstlichen Gestaltungslehre des Feng-Shui beschäftigen (siehe ab Seite 40).
Die Prinzipien dieser traditionellen Lehre beruhen darauf, dass sich Gegensätze so ergänzen, dass eine wohltuende und beruhigende Harmonie entsteht. Dabei lassen sich die Grundregeln sehr gut in die westliche Gartenwelt übertragen und man läuft gewiss nicht Gefahr, dass die grüne Oase fremdartig wirkt.

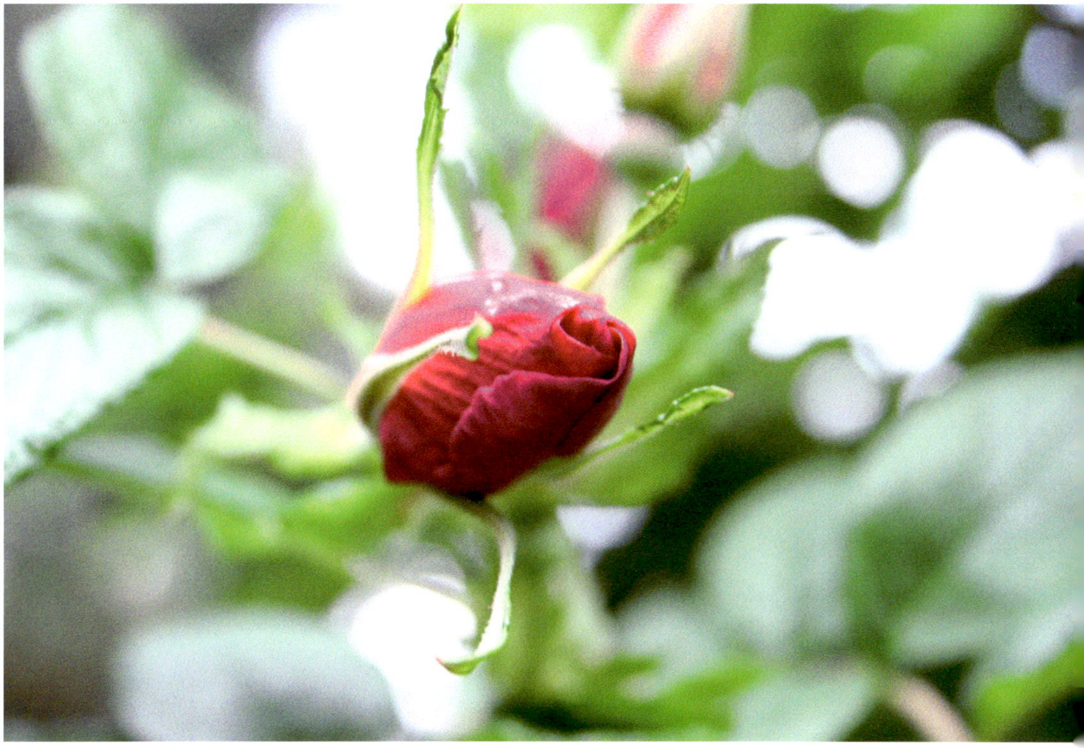

Die zarte Schönheit der Rosenknospe will bestaunt und befühlt werden. Lassen Sie sich von ihrem Anblick verleiten und genießen Sie den Augenblick.

Entspannen

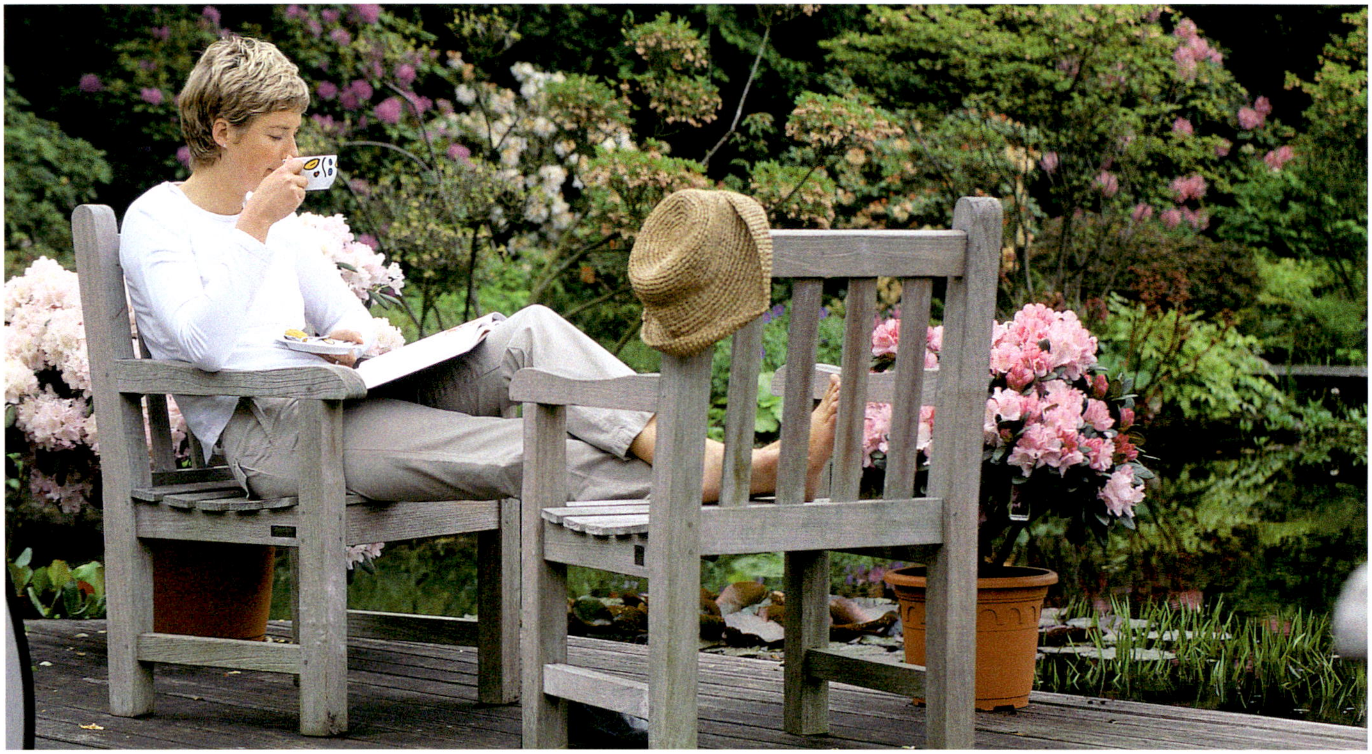

Es muss nicht immer ein teurer Deckchair sein. Auch simple Stühle, ein Buch und eine Tasse Tee verheißen Erholung.

In seinen Möglichkeiten erweist sich der Wellness-Garten als ein Multitalent. Urlaub vom Alltag, Wohlfühlen mit Freunden und Familie sowie zur Ruhe kommen und Meditation sind ebenso möglich wie aktive Wellness. Mit einer erfrischenden Dusche zum Wachwerden, Schwimmen zum Ausklang des Tages, Yoga im Grünen und Gymnastik unter Rosen lockt die eigene Wohlfühloase.

Entspannen und Wohlfühlen

Unter freiem Himmel fühlt man sich automatisch ein Stückchen unbelasteter und unabhängiger. Man läuft barfuß über den Rasen und kann die Gedanken mit den Wolken ziehen lassen. Solche Erlebnisse im Wellness-Garten versprechen Entspannung und bringen Sie auf andere Gedanken. Sie lassen Sorgen und Nöte los und füh-

Unter dem Rosenbogen steht die Bank stets parat, damit man in einer kleinen Nachmittagspause Kraft schöpfen kann.

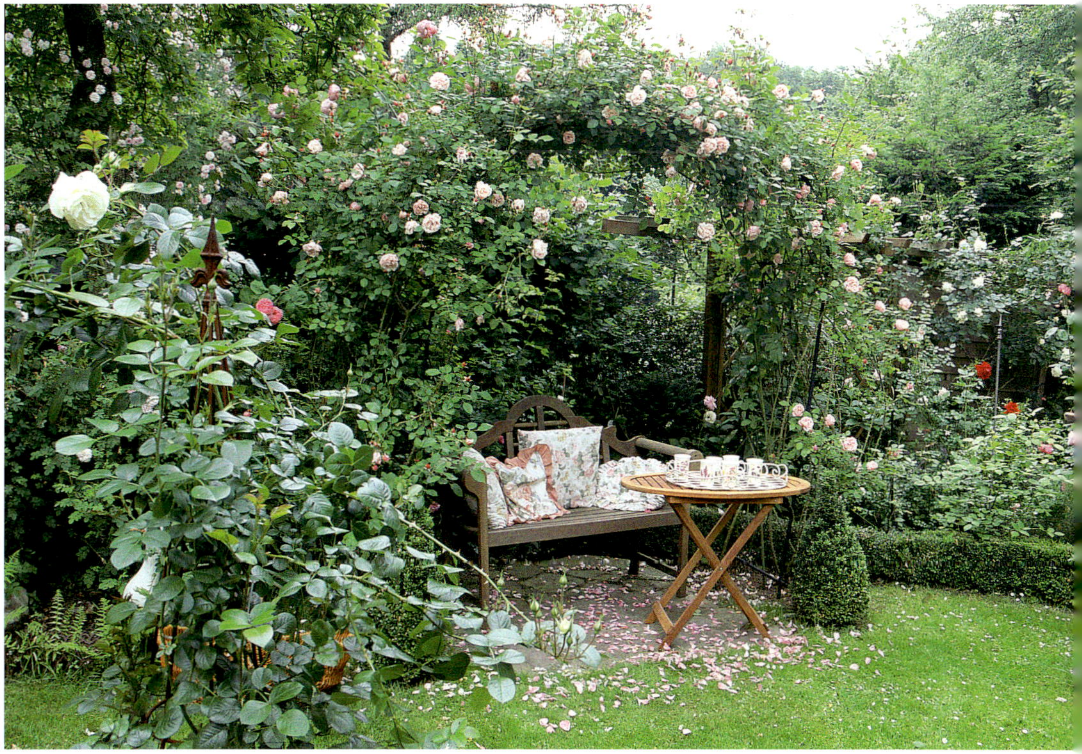

len sich automatisch befreit. Wenn Sie an den Duftgeranien vorbeigehen, streichen Sie mit der Hand behutsam durch die Blätter und saugen den zitronigen Duft tief ein. Erst jetzt merken Sie, dass Sie vor lauter Stress ganz flach geatmet haben. Und das feine Parfüm regt Ihr Gehirn an. Sie werden mitgenommen auf eine Reise der Erinnerungen. So kann man eingefahrene Verhaltensmuster verlassen und Entspannung setzt ein. Wenn man sich zu einer Pause niederlässt, so umgibt man sich ausschließlich mit angenehmen Dingen: Kissen und ein erfrischendes Getränk, ein gutes Buch und die Katze zum Kuscheln. Vielleicht braucht man auch gar nichts. Das Telefon, die Tageszeitung und der Computer bleiben auf jedem Fall im Haus. Nicht mal an den Schlüssel für die Wohnung muss man denken. Diese Unabhängigkeit will ausgekostet werden und stärkt das Wohlbefinden.

Für ein wichtiges, möglicherweise auch ernstes Gespräch erweist sich diese Ruhe und Harmonie als sehr hilfreich. Man wird nicht abgelenkt, sondern kann sich auf die Worte des Gesprächspartners konzentrieren und in aller Ruhe die eigenen Gedanken formulieren.

Mit der Familie können Sie ausgelassen feiern und gemeinsam fröhliche Stunden genießen, an die Sie sich noch nach vielen Jahren erinnern.

So entsteht eine positive Grundstimmung im Miteinander, aus der man Kraft schöpfen kann, wenn es einmal nicht so läuft, wie man es sich ursprünglich vorgestellt hat.

Wellness

DIE WOHLFÜHLFAKTOREN IM GARTEN

Im Wellness-Garten spielen die folgenden Aspekte eine wichtige Rolle:

- **Geborgenheit** sorgt dafür, dass man sich wie in einem Nest gut aufgehoben fühlt. So entsteht ein Gefühl von Sicherheit und man kann sich auf Tagträume, Meditation oder eine Gedankenreise getrost einlassen.
- **Ruhe finden** bedeutet zum einen, dass man nicht durch Geräusche gestört und gestresst wird. Zum anderen kann man den Geist mit harmonischen Gestaltungen und einer rhythmischen Klangkulisse beseelen.
- **Sinnlichkeit** sollte ein Wellness-Garten in jedem Fall besitzen. Alle fünf Sinne, das Sehen, Riechen, Hören, Fühlen und Schmecken, können durch ausgewählte Pflanzen und gezielte Gestaltungen intensiviert werden.

Um sich im Wellness-Garten wohl zu fühlen, müssen verschiedene Aspekte berücksichtigt werden. Wir nennen Sie die »Wohlfühlfaktoren« (siehe Kasten oben). Diese Faktoren müssen besonders bei der Gestaltung bedacht werden, damit die Erholung auch tatsächlich möglich wird.

Zeit zum Genießen

Der Mensch wird aber auch in einem besonderen Punkt gefordert: Um sich zu erholen, muss man sich Zeit nehmen, zum Schnuppern wie zum Träumen, zum Fühlen wie zur Pause mit einem guten Buch. Sie sollten diese Pausen fest in den Tagesablauf einplanen. Dabei ist es wichtig, dass man diese Auszeiten genauso ernst nimmt wie einen Arzttermin oder die Arbeitszeiten. Denn diese Zeiten zahlen sich garantiert aus. Zum einen stärken Sie mit dem Erleben im Wellness-Garten die Konzentration, sodass diese Phasen keineswegs verlorene Zeiten sind. Zum anderen beugen Sie mit den regelmäßigen Entspannungsphasen Stress und Erschöpfung vor.

Wer macht die Arbeit?

Ein Garten bedeutet zweifelsohne immer auch Arbeit, denn Pflanzen und Flächen wollen gepflegt werden. Dies soll nicht verschwiegen werden. Gerade im Wellness-Garten darf uns die anfallende Arbeit aber nicht über den Kopf wachsen. Wer etwa ein großes Grundstück hat, kann eine Streuobstwiese auf einem Teilstück anlegen und frei wachsenden Hecken reichlich Platz zugestehen. Pflege ist zwar auch hier notwendig, aber der Aufwand fällt deutlich geringer aus als bei einem Blumenbeet oder einer Formschnitthecke. Und man sollte bedenken, dass auch die Gartenarbeit reichlich Entspannung bringt.

Das Glitzern der Tautropfen lädt zum Träumen ein und lässt uns ehrfürchtig über die Natur staunen.

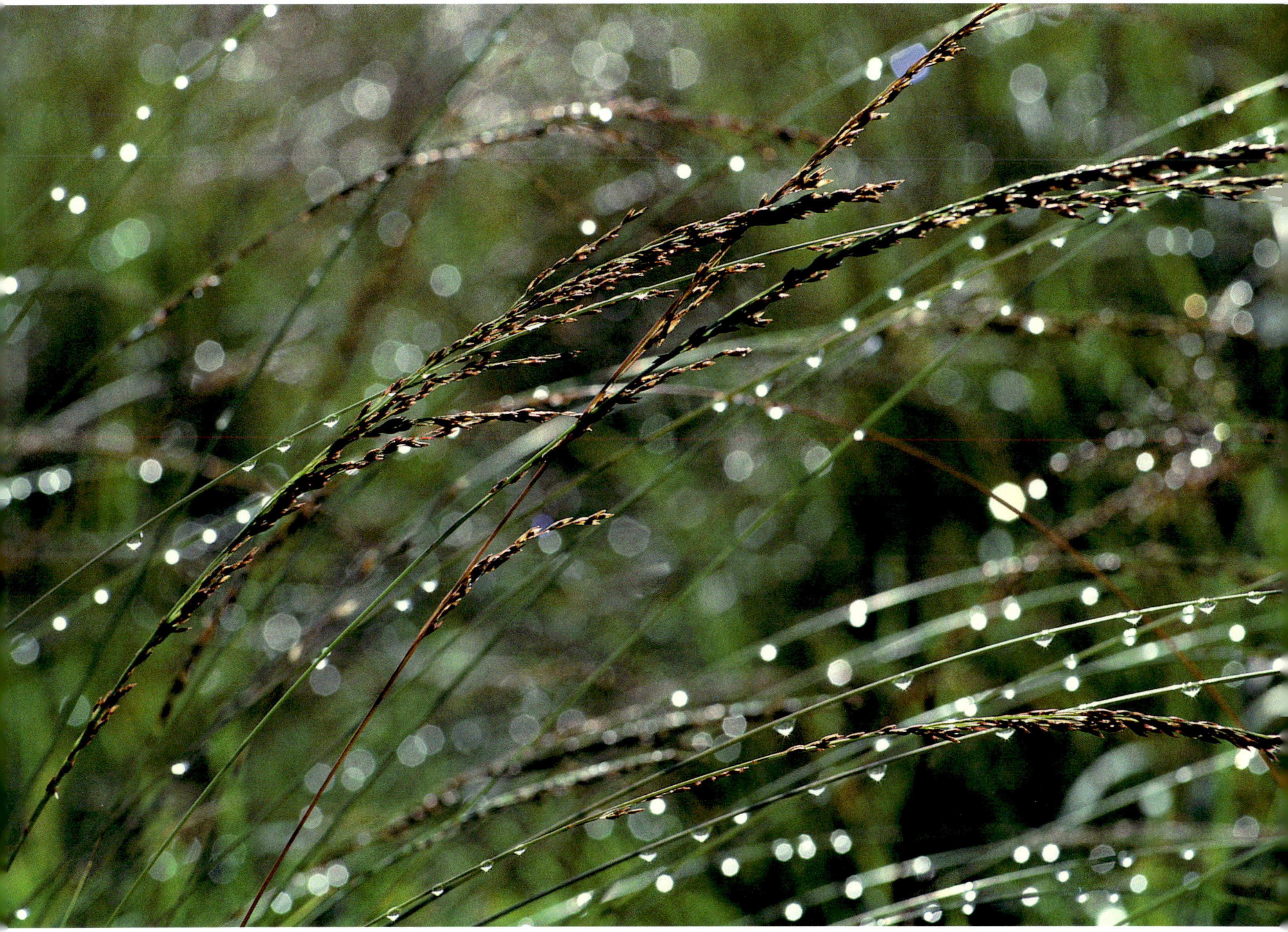

Besonderheiten bei der Anlage

Wenn man sich mit der Gestaltung des Wellness-Gartens beschäftigt, sollte man sich immer wieder vor Augen halten, dass der Garten zum Entspannen und Erholen dienen soll, man ihn also möglichst pflegeleicht anlegt. Achten Sie daher bei der Auswahl vor allem auf pflegeleichte und zugleich robuste Pflanzen. Um für die nötige Ruhe zu sorgen, ist es wichtig, alle Einzelelemente einschließlich der verwendeten Materialien und Farben möglichst harmonisch aufeinander abzustimmen. Außerdem sollte Raum für Überraschungen bleiben. Hierfür strukturiert man den Garten mit klaren Sichtachsen und vielleicht durch unterschiedliche Ebenen in der Horizontalen. Daneben lässt man Raum für Nischen und Ecken, die sich erst beim Gartenrundgang erschließen.

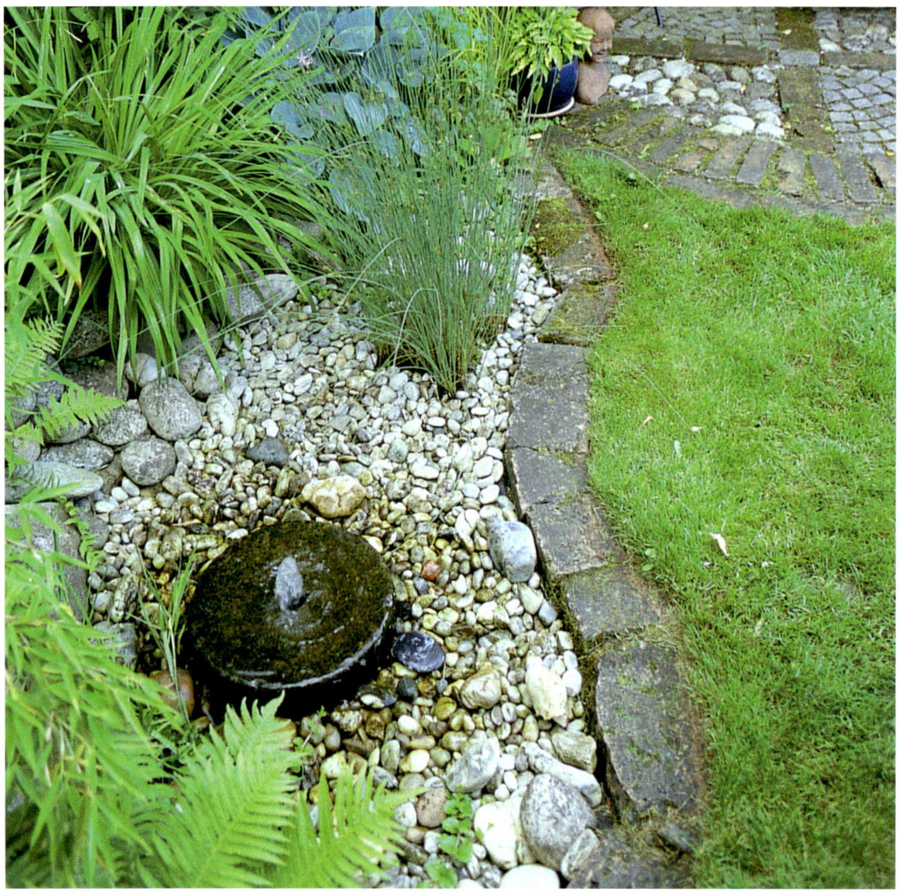

Neuanlage: die Grundelemente zuerst

Die Anlage des neuen Hausgartens möchte man in der Regel so schnell wie möglich abschließen, um nach

Blattschmuckstauden und ein Sprudelstein geben dem einzelnen Sitzplatz meditative Ruhe und Geborgenheit.

Ein erfrischendes Fußbad mit Rosen und Lavendel lässt sich mit einer Wanne, Wasser und Blüten leicht improvisieren.

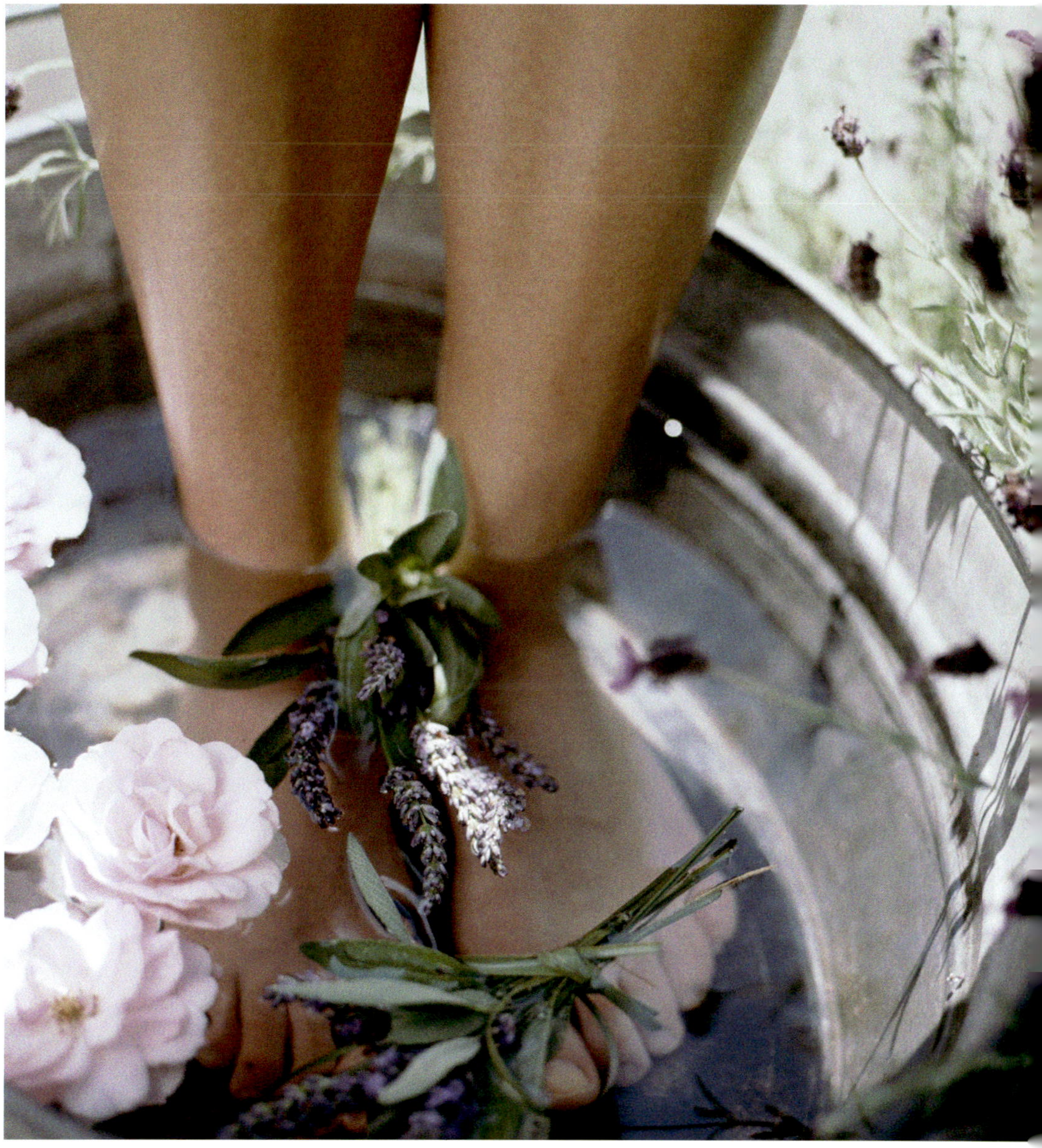

Hausbau und Umzug endlich Ruhe zu haben. Dennoch sollten Sie sich Zeit nehmen, Ihre Wünsche zu ergründen und Ideen zu entwickeln. Planen Sie zunächst die Grundelemente. Dabei spielt der Wohlfühlfaktor Geborgenheit eine große Rolle. Wählen Sie vor allem die Stelle für Ihre Sitz- und Ruheplätze sorgfältig aus. Zu den weiteren Grundelementen zählen vor allem der Gartenweg, Rasenflächen, Geräteschuppen, Einfriedung, das Pflanzen markanter Gehölze und gegebenenfalls eine Teichanlage. Auch die Beetflächen werden schon festgelegt, die genaue Ausgestaltung und Bepflanzung hat jedoch noch Zeit. Mit einer Blumenmischung erzielt man bis zum Einwachsen bereits schnell Erfolge und kräftige Farbtupfer.

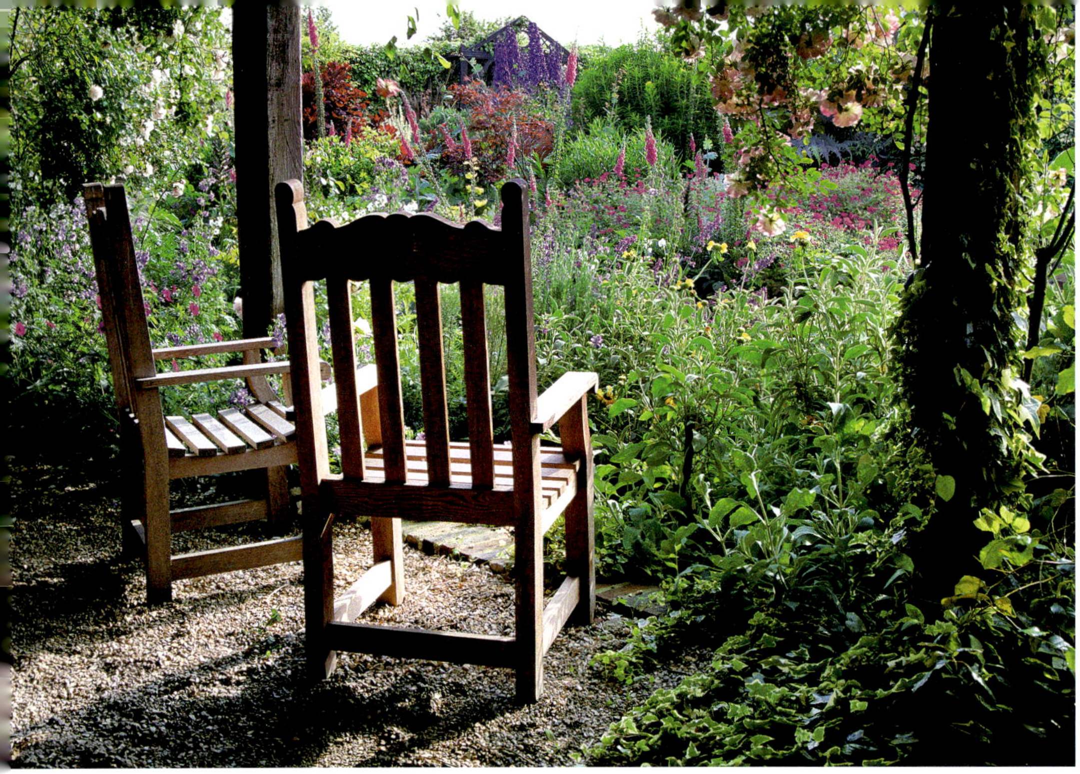

Von diesem verträumten Platz unter der Pergola kann man in aller Ruhe die Schönheit des frühsommerlichen Gartens genießen.

Ein Wellness-Garten kann auch in eine bestehende Anlage integriert werden. Besitzt man seinen Garten bereits etwas länger, hat das den Vorteil, dass man bereits seine Lieblingsplätze wie auch seine Schwachstellen kennt. Hat man den Garten dagegen gerade erst übernommen, sollte man sich etwas Zeit nehmen, um ihn in allen Facetten zu erfassen und auch die Gegebenheiten der Umgebung zu studieren.

Ideen für eingewachsene Gärten

In beiden Fällen sollte man sich zunächst die speziellen Vorzüge vor Augen führen, die dieser Garten besitzt. Überprüfen Sie den Garten daraufhin, was er an Wohlfühlfaktoren bietet und wo er verbessert werden muss. Stellen Sie sich die folgenden Fragen:

- Fühle ich mich geborgen?
- Finde ich Ruhe?
- Hat der Garten sinnliche Elemente?

Fehlen letztere, so lassen sie sich in der Regel leicht integrieren. Man kann ein Beet neu gestalten, Duftrosen pflanzen und Kübel mit Streichelpflanzen aufstellen. Etwas mehr Arbeit ist erforderlich, wenn die ersten beiden Punkte nicht erfüllt sind. Je nach Größe des Gartens verändert man die Einfriedung und schafft eine abwechslungsreiche Grundstruktur oder man setzt lediglich Akzente, indem man sich einen Meditationsplatz anlegt oder mit einem Wasserspiel die Geräuschkulisse dämpft. In einem eingewachsenen Garten kann man für mehr Harmonie sorgen, indem der Gehölzbestand ausgelichtet und die Vielfalt der Materialien deutlich reduziert wird. Um die richtigen Plätze zum Entspannen zu finden, ziehen Sie einfach mit einer Liege oder einem Korbsessel durch den Garten und probieren verschiedene Ecken aus. Lassen Sie sich dabei auf jeden Fall Zeit, denn mitunter findet man die Verschwiegenheit eines eingewachsenen Gartens mit neuen Möbeln zunächst einfach ungeheuer romantisch. Macht sich nach der Eingewöhnungsphase Unbehagen breit, sollten Sie jedoch etwas Grundsätzliches verändern oder einen anderen Platz suchen.

Eine Prise Spontaneität

Grundsätzlich sollte man sich Freiräume in der Gestaltung und Nutzung des Wellness-Gartens lassen. Manche Störfaktoren lassen sich unkonventionell, aber einfach lösen. Wenn beispielsweise abends die Mücken lästig werden, kann man mit bodenlangen Gardinen, die am Sonnenschirm befestigt werden, ein kleines Zelt aufbauen. Wenn Sie kein Holzdeck anlegen wollen oder der Vermieter es nicht zulässt, dann können Sie auch mit einer überbreiten Bank wie im Bild rechts genau das Urlaubsfeeling

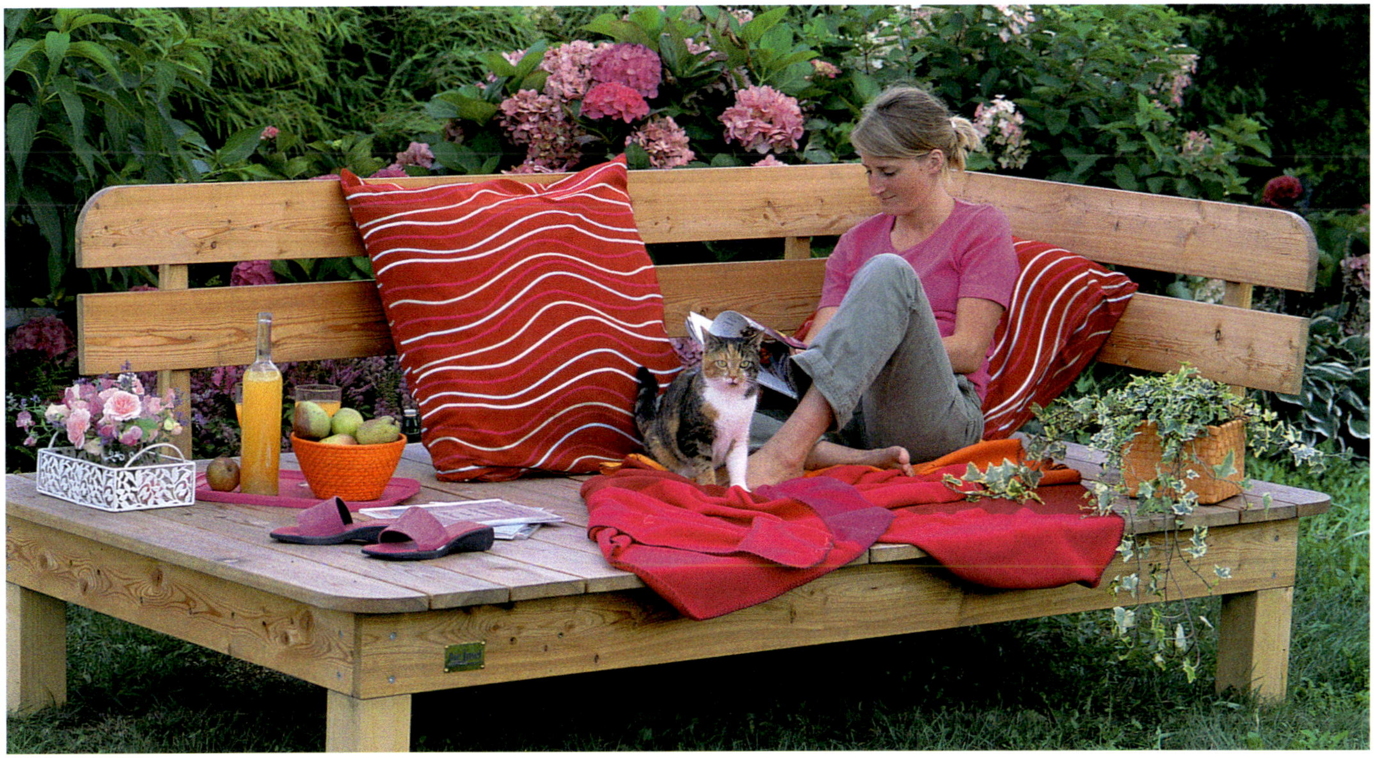

eines Strandsteges in den Garten holen. Machen Sie sich frei von Konventionen und nutzen Sie schöne Tage in Ihrem kleinen Paradies. Manchmal muss man eben das Gardinenwaschen oder den Einkauf verschieben, wenn das Wetter gut ist und man sich ohnehin ausgelaugt und schlapp fühlt. Die Spontaneität macht sich bezahlt. Zum einen bedeutet es sehr viel Lebensqualität, wenn man sich im Alltag ein Stück Freiheit gönnt. Zum anderen wird man anschließend ausgeglichener dem Alltag entgegensehen. Ihr Unterbewusstsein hat wahrscheinlich nur auf diesen Moment gewartet. In Ihrem Wellness-Garten können Sie für diese Gefühle und Bedürfnisse die notwendige Sensibilität entwickeln. So finden Sie zu sich selbst, können Krisen besser meistern und fühlen sich im Alltag ausgeglichener.

So einfach entsteht ein Wellness-Paradies – auf solch einer Gartenbank lässt sich vom Alltag Urlaub machen.

Geborg

Geborgenheit im Garten – so fühlen Sie sich gut aufgehoben

Eine der wichtigsten Faktoren eines Wellness-Gartens ist Geborgenheit. Das grüne Paradies soll dazu einladen, sich wie in einem Nest zu jeder Tageszeit ungestört und gut behütet zu fühlen. Erst diese wohlige Atmosphäre schafft den Raum, in dem man sich ganz auf sich selbst konzentrieren und den Gedanken einfach freien Raum lassen kann, ohne abgelenkt zu werden.

Rundum geschützt

Für die Gartengestaltung bedeutet dieser Wunsch, dass der Garten als Ganzes sowie die Wellness-Bereiche im Besonderen gut geschützt sein müssen. Eine große Rolle spielt vor allem der Sichtschutz, denn nichts ist Störender als Nachbarn, die das Gespräch suchen oder jeden Schritt beobachten. Hecken, Sichtschutzwände, Zäune und Mauern bieten eine Vielzahl von Möglichkeiten, sich kleine versteckte Refugien zu gestalten oder den ganzen Garten entsprechend zu umgrenzen. Das mit Rosen bewachsene Rankgitter schirmt die Gartenbank perfekt ab, sodass man ungestört den Ausblick genießen kann. Die halbrund angelegte Bambushecke baut sich rund um den Meditationsplatz auf, sodass man sich zum Kraftschöpfen dorthin zurückziehen kann. Dicht bewachsene Lauben, große Bäume, Sonnenschirme und -segel sind großzügigere Gestaltungselemente, die zudem Schutz vor Sonnenstrahlen bieten und die lauschige Atmosphäre am Sitzplatz verstärken.

Neben dem Schutz vor unerwünschten Blicken und zu viel Sonne sollten Sie auch den Regenschutz bedenken, denn es kann sehr reizvoll sein, einen Regentag im Garten zu verbringen. Die Tropfen klopfen monoton und lassen einen einzigartigen Zauber entstehen. Die Farben im Garten werden kräftig und klar. Geborgenheit macht sich breit, wenn man diese ruhige Stimmung ganz alleine nach einem stressigen Arbeitstag in einem Gartenhaus bei einer Tasse Tee oder Kaffee genießen kann.

Den richtigen Platz bestimmen

Wenn es darum geht, Schutz und Geborgenheit zu schaffen, so konzentriert man sich zunächst natürlich auf die Wellness-Ecken. Nachdem man die Plätze ausgewählt hat, wird zunächst geprüft, ob sich das Umfeld tatsächlich gut ausblenden lässt und wo noch Sichtschutzmaßnahmen wünschenswert sind. Zugleich sollte man sich fragen, wie die Plätze genutzt werden sollen. Aus der Funktion ergeben sich zum einen die Maße für den Wohlfühlplatz und zum anderen die notwendigen Gestaltungselemente.

enheit

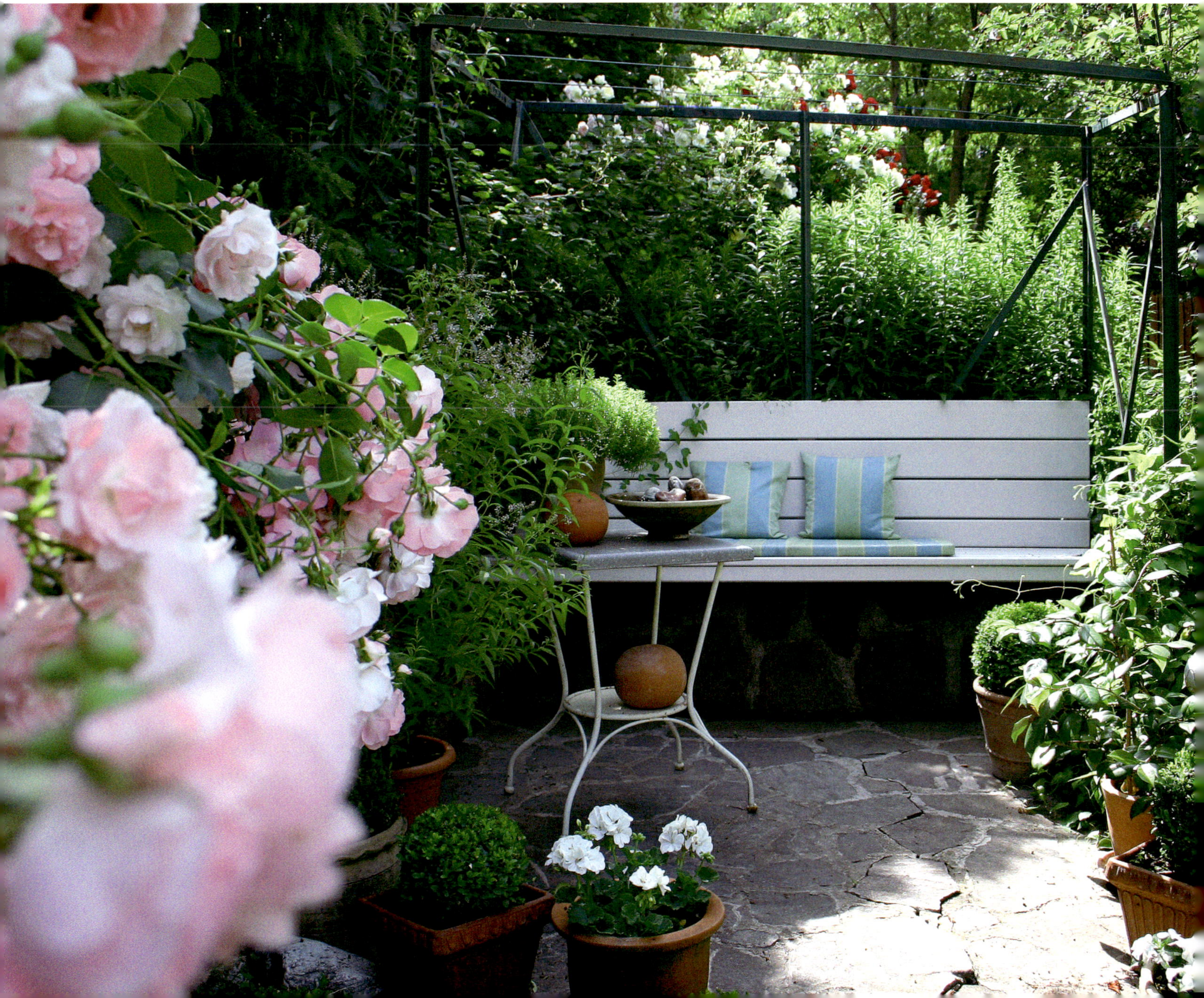

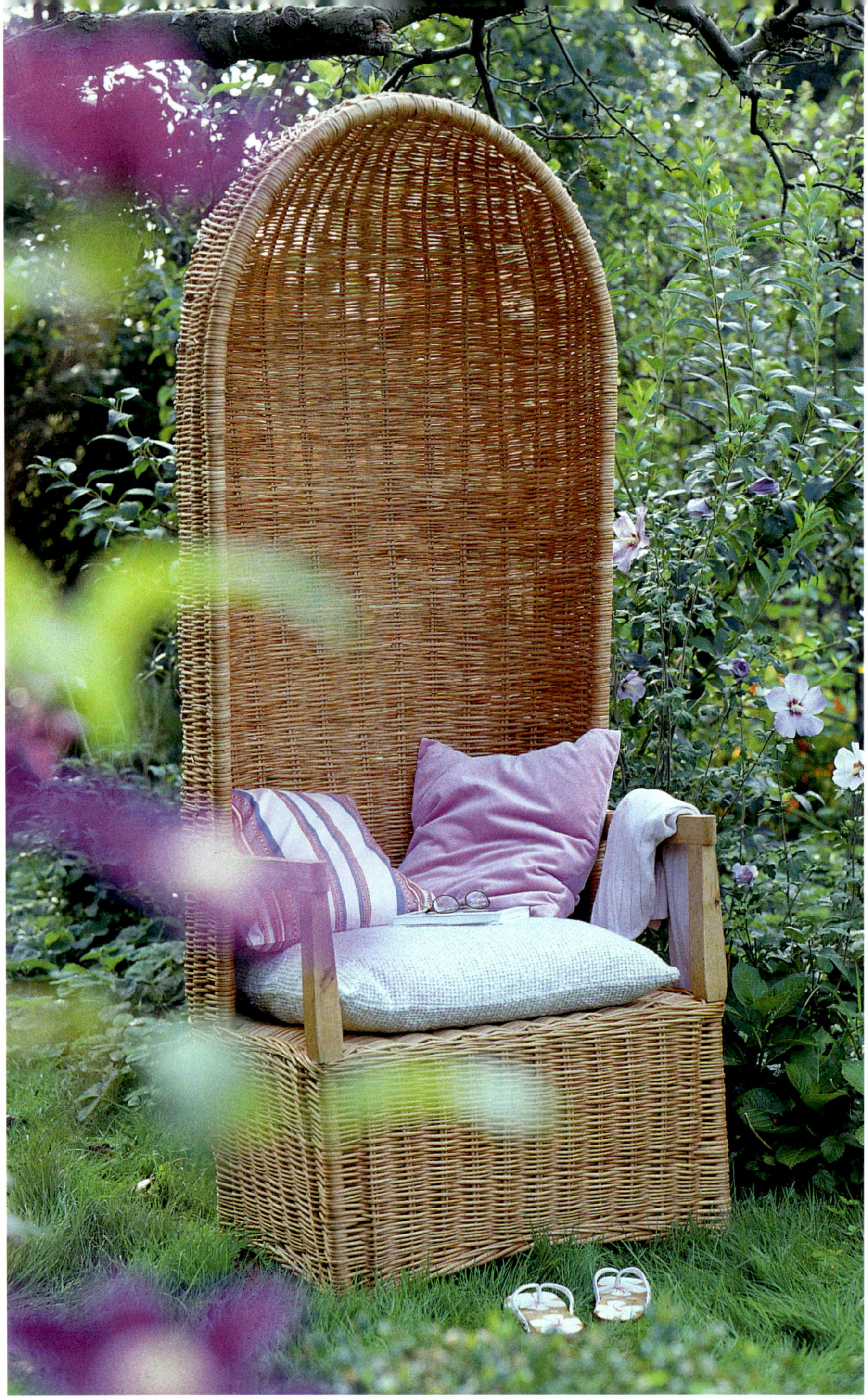

In einer abgeschiedenen Ecke wird der gemütliche Korbstuhl mit dem Baldachin als Rückzugsinsel aufgestellt.

Achten Sie bei der Auswahl der zu verwendenden Materialien und Pflanzen auf eine harmonische Abstimmung. Sie sollen hinsichtlich der Farben und Formen gut zueinander passen, zugleich aber natürlich Ihrem persönlichen Stil und Geschmack entsprechen.

Geborgenheit inszenieren

Es gibt eine Reihe von Möglichkeiten, das Gefühl von Geborgenheit im Garten zu unterstreichen. Die verwendeten Materialien beispielsweise sollten eine warme Atmosphäre ausstrahlen. Harte Konturen von Kanten und Stufen können mit Hilfe von zarten Blütenwolken und Pflanzen mit kissenartigem Wuchs überspielt werden. Bodendecker wie Polsterthymian und Sternmoos sorgen in den Pflasterfugen auf dem Gartenweg für Behaglichkeit. Rundliche Kieselsteine eignen sich besser für wassergebundene Wegedecken als kantiger Splitt. Raue Steinplatten und winterfeste Klinkersteine fügen sich natürlich in die Situation ein. Spitze Halme und stachelige Triebe oder Blätter sollten nur sparsam verwendet werden und immer wieder von reich verzweigten Blütenständen mit rundlichen Formen überspielt werden. Ebenso wichtig sind die Formen und Materialien der Möbel und der Accessoires, die man für den Garten aussucht. Korbgeflecht wirkt von Natur aus angenehm weich, während man die Härte und Kälte von Eisen und Holz durch Polster und Kissen ausgleichen muss.

Die spontane Lösung

Nun hat man nicht immer die Zeit, ein Wellness-Eckchen perfekt durchzuplanen. Doch auch ohne große Detailgestaltung lässt sich ein spontaner Ruheplatz mit geeigneten Einzelmöbeln inszenieren. Ein Strandkorb sorgt für Urlaubsfeeling, während ein Moskitonetz oder zarter Gazestoff jeden bequemen Stuhl mit dem Schleier der Abgeschiedenheit verhüllt. So schnell wird sich niemand trauen, Sie aus den Tagträumen zu wecken. Hinter eine hohen Staudenrabatte kann man sich eine idyllische Liegewiese schaffen, indem man die Fläche mit Decken und Kissen gemütlich polstert und sich einen Tag Urlaub vom Alltag gönnt.

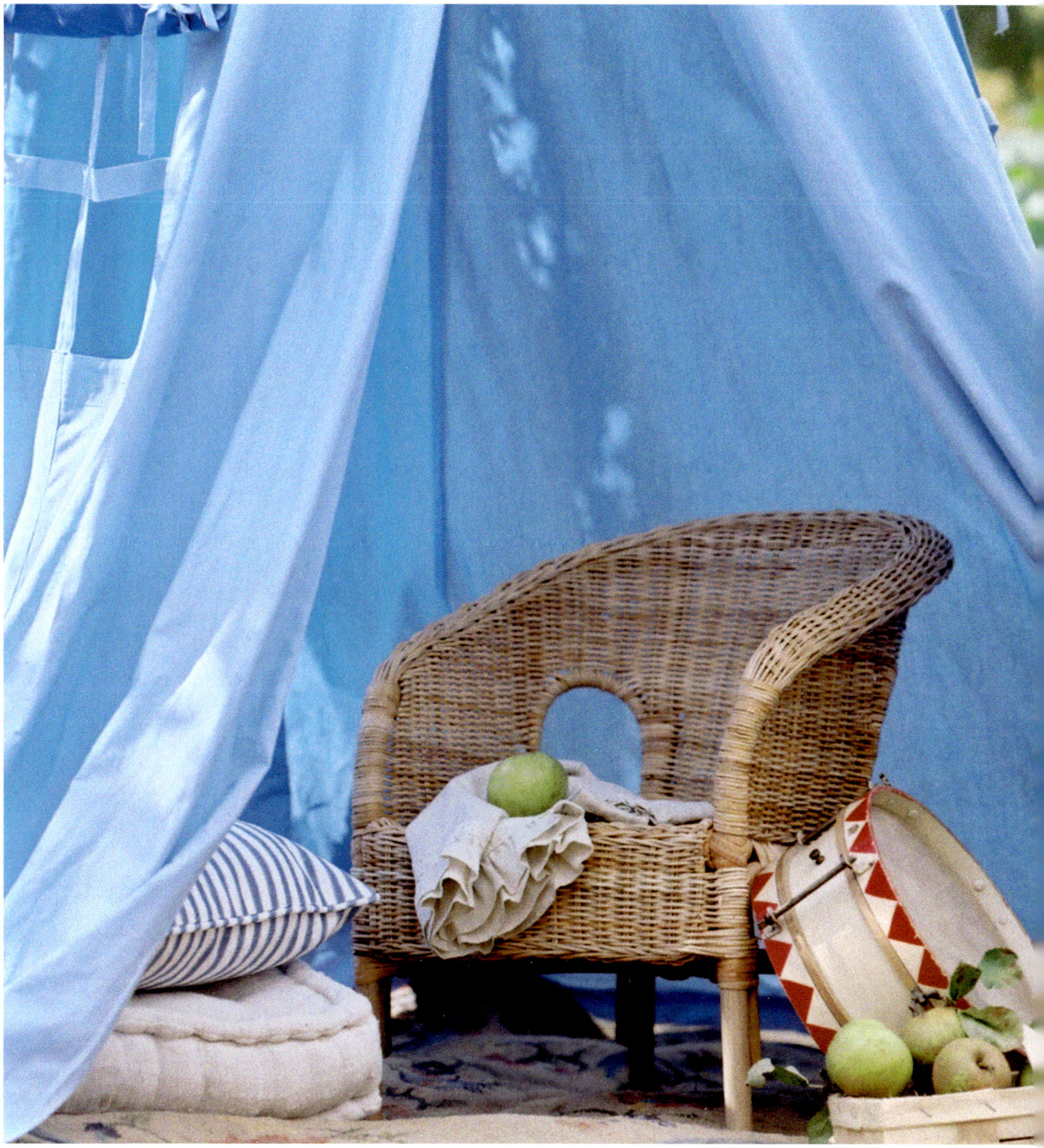

Mit dem blauen Vorhang, der im Baum aufgehängt wird, entsteht rund um den Korbsessel eine lauschige Atmosphäre.

Gute Tarnung

Geschnittene Hecken erweisen sich als perfekte Lösung für eine lebendige Abschirmung. Sie sind Platz sparend und blickdicht und wirken durch ihre gleichmäßige grüne Struktur zudem beruhigend, sodass sie das Gefühl von Geborgenheit angenehm verstärken.

Variationsmöglichkeiten mit geschnittenen Hecken

Für Formschnitthecken eignen sich eine ganze Reihe von Gehölzen, etwa die bewährten Arten in der Tabelle unten. Entscheiden Sie sich für eine immergrüne Hecke, zum Beispiel aus Buchsbaum oder Eibe, so erhalten Sie auch in den Wintermonaten eine lebendige Struktur und sicheren Schutz. Laub abwerfende Arten wie Feldahorn und Linde wirken vitaler, weil man an ihnen den Lauf der Jahreszeiten beobachten kann. Wichtig ist bei der Auswahl, dass die Blätter eine dichte Oberfläche bilden, die das Gefühl von weichen und geschmeidigen Stoffen weckt. Für Abwechslung sorgen Sie durch die Form der Hecke, denn Breite und Höhe sind variable Faktoren. Achten Sie darauf, dass die Hecke nach oben zu immer etwas schmaler wird, damit das Licht auch an die unteren Bereiche kommt und die Sträucher nicht von unten kahl werden. Eine besondere Form der Krone etwa, eine wellenförmige Kante, ein Fenster und ähnliche kleine Details geben der Gestaltung eine individuelle Note.

Geduld zahlt sich aus

Nach der Planung wünscht man sich eine rasche Umsetzung. Mit großen Heckenpflanzen gelingt dies zwar, aber der Sichtschutz wird nicht optimal sein, weil sich die Zwischenräume vor allem im unteren Drittel nur ganz allmählich schließen.
Wer eine gleichmäßig dichte Hecke wünscht, setzt Jungpflanzen, die man regelmäßig entspitzt. Dadurch bilden sie viele Seitentriebe, die die Wände dicht schließen.
Die individuelle Entwicklung hängt von der jeweiligen Art ab. Natürlich wachsen alle Gehölze auch nach oben, bis sie die gewünschte Höhe erreicht haben und man ihre Krone ausformt. Jede Art hat aber ihre eigene Wüchsigkeit: Liguster wächst recht schnell und hat meist schon im zweiten Jahr mehr als 150 cm erreicht. Eiben dagegen erfordern sehr viel Geduld, weil sie pro Jahr gerade mal 10 bis 20 Zentimeter Zuwachs haben. Ein weiterer Vorteil bei der Verwendung von Jungpflanzen besteht darin, dass sie sehr viel preiswerter zu haben sind.

GEHÖLZE FÜR HECKEN ZUM VERSTECKEN

Buchsbaum *Buxus sempervirens* var. *arborescens*	Rotbuche *Fagus sylvatica*	Liguster *Ligustrum ovalifolium*	Kirschlorbeer *Prunus laurocerasus*
Immergrüner Klassiker, der allerdings nichts für Ungeduldige ist. Seine rundlichen Blätter bilden eine gleichmäßige Struktur. Nur hohe Sorten für Hecken verwenden. Höhe bis 3 m.	Die Rotbuche wirft das Laub ab. Allerdings werden die Blätter im Herbst lediglich braun. Sie haften an den Zweigen, bis die frischen Blätter im Frühling austreiben. Höhe bis 5 m.	Mit seinem raschen Wuchs und dem wintergrünen Blattwerk macht sich dieses Heckengehölz beliebt. Im Mai und Juni tragen die Zweigspitzen cremefarbene Blüten. Höhe bis 3 cm.	Schnell wachsendes Heckengehölz mit großen, dunkelgrünen Blättern, die immergrün sind. Im Frühsommer schmückt sich der Strauch mit duftenden weißen Blütenkerzen. Höhe bis 5 m.

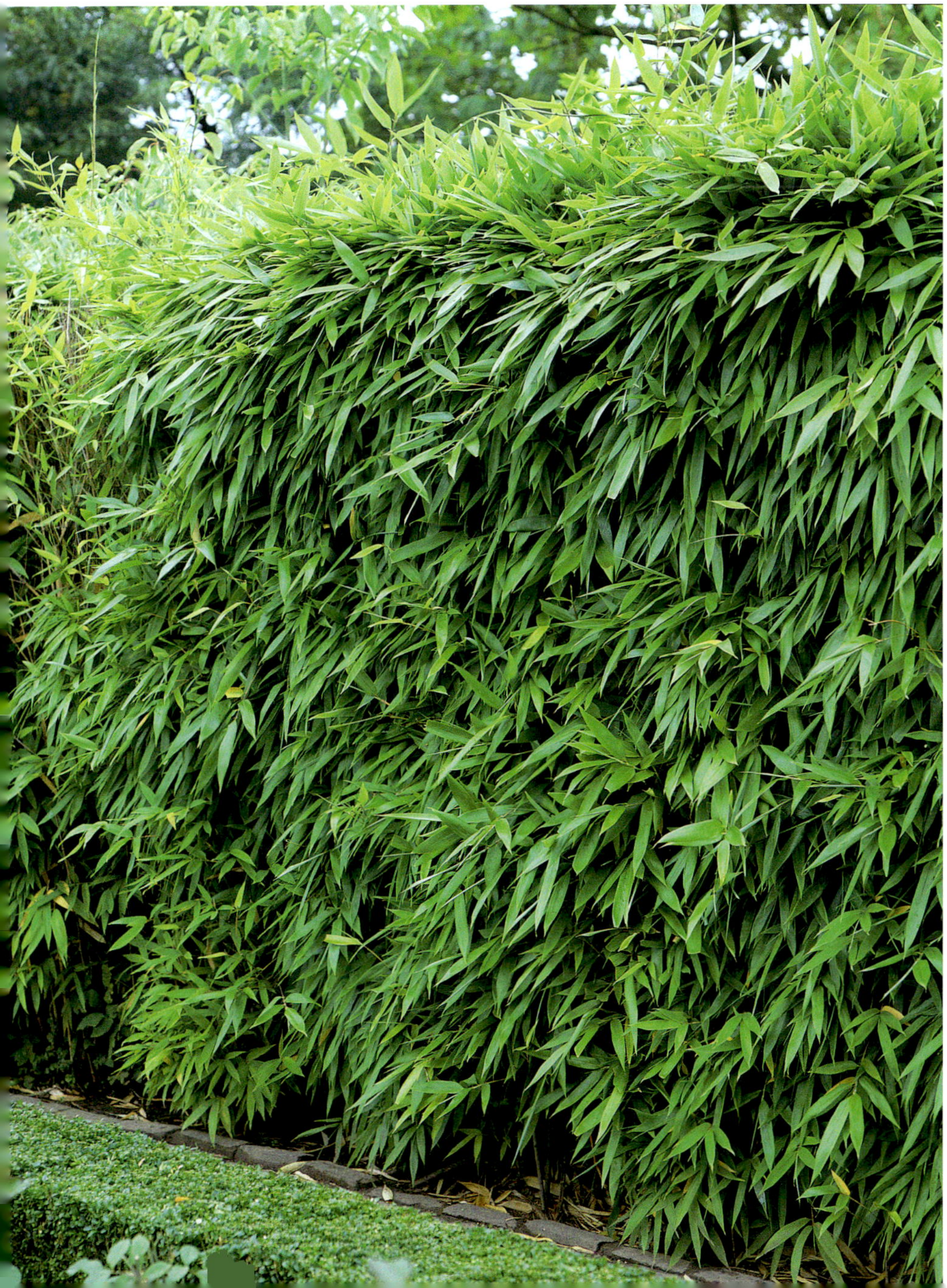

Die geschnittene Bambushecke zeichnet sich durch dichtes Blattwerk aus, das im Wind leise seine Geschichten erzählt.

Lebendiger Sichtschutz

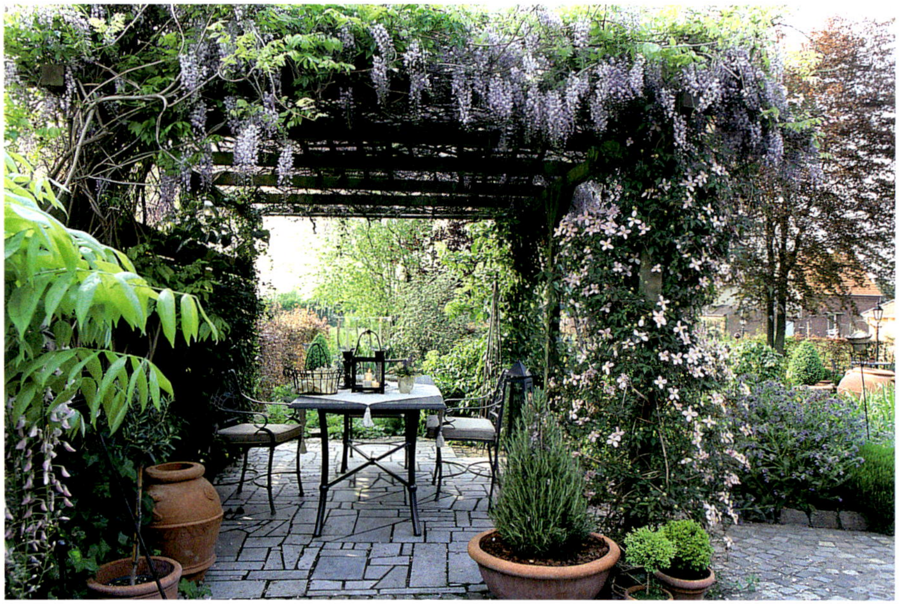

Wer nach einer schnellen und Platz sparenden Lösung für den Sichtschutz sucht, erhält im Fachhandel fertige Elemente für Lamellenzäune und Rankgitter.

Sichtschutz im Eigenbau

Für den sicheren Stand der Elemente setzt man Pfosten in ein Betonfundament oder schlägt Pfostenhülsen tief in den Boden. Die Breite der Einzelelemente gibt den Abstand vor. Mit Winkeln werden sie an den sicher stehenden Pfosten festgeschraubt. Die Sichtschutzzäune halten gut 15 bis 20 Jahre ohne größere Instandhaltungsmaßnahmen und stehen so in einem guten Verhältnis zu den Kosten. Für den Aufbau braucht man etwa ein Wochenende

Die Individualität lässt bei den meisten Modellen zu wünschen übrig, so dass man Kletterpflanzen als Schmuck davor setzen sollte. An Lamellenzäunen finden rankende und windende Arten jedoch nicht ohne weiteres Halt. Spannt man Drähte oder feste Schnüre, so schlingen sich Triebe oder Kletterorgane daran empor.

Die Pflanzenauswahl

Wer nach einer schnellen Lösung sucht, wird einjährige Kletterpflanzen verwenden. Glockenwein, Winden und Kapuzinerkresse kann man aus Samen ziehen oder nach den Eisheiligen im Container kaufen. Mit mehrjährigen Klettergehölzen spart man sich die jährliche Pflanzarbeit. Außerdem wird der Bewuchs im Laufe der Jahre immer dichter. Wenn die Holzwände rasch unter Blättern und Blüten verschwinden sollen, pflanzt man schnellwachsende Arten wie Knöterich, Hopfen und Pfeifenwinde. Rosen und Clematis überzeugen dagegen mit sommerlichem Blüteschmuck, während Efeu die Wände auch im Winter grün verhüllt.

hutz

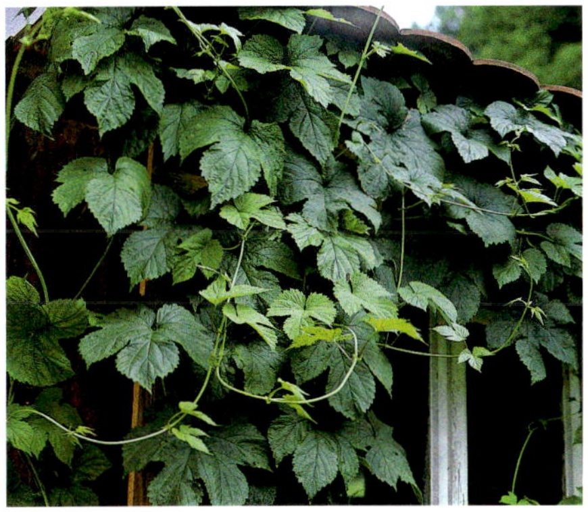

◄ ***Hopfen*** *(Humulus lupulus)*. Mit seiner dichten Blättertapete überzieht der Hopfen Sichtschutzwände, Pergolen und Rankgerüste. Diese Kletterpflanze zählt zu den mehrjährigen Arten. Allerdings sterben die oberirdischen Triebe im Herbst ab und aus dem Wurzelstock baut sich im Frühjahr das neue Gerüst der Triebe auf. Im Herbst erscheinen die grünen Früchte. Höhe bis 6 m.

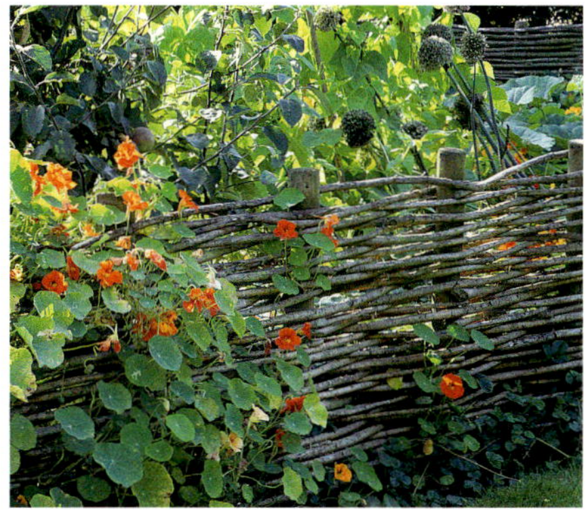

▼ ***Feuerbohne*** *(Phaseolus coccineus)*. Haben die großen Bohnen gekeimt, ist das Wachstum der Einjährigen nicht zu bremsen. Allerdings schießen sie in die Höhe und bauen sich nicht breit von unten auf. Für dichte Wände muss man mehrere Exemplare nebeneinander setzen. Im Sommer erscheinen rote Blüten und später Bohnen, die man in der Küche verarbeiten kann. Höhe bis 3 m.

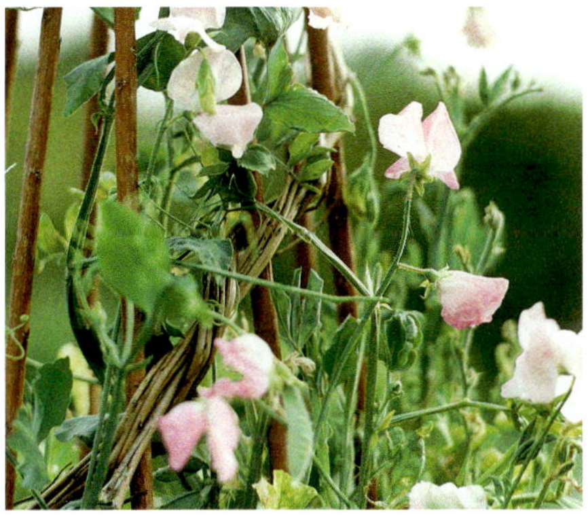

▲ ***Kapuzinerkresse*** *(Tropaeolum majus)*. Zwischen den rundlichen Blättern erscheinen die orangeroten bis gelben Blüten. Man kann sie leicht aus Samen ziehen. Höhe bis 1,5 m.

◄ ***Duftwicke*** *(Lathyrus odoratus)*. Zart schlingt die einjährige Schönheit ihre Ranken um feine Drähte und dünne Triebe. Die bunten Blüten duften intensiv. Höhe 1,5 bis 2 m.

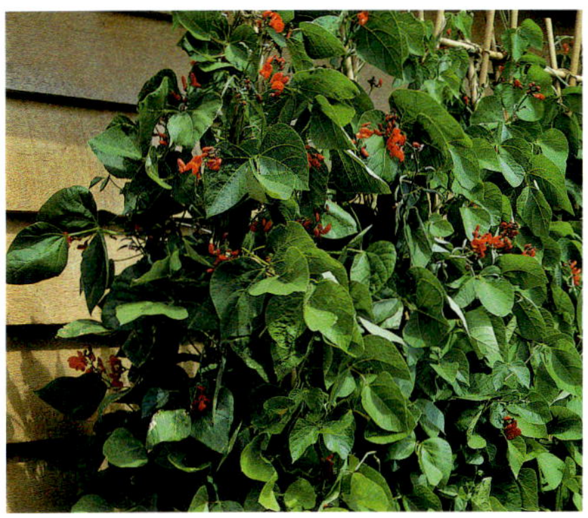

► ***Knöterich*** *(Fallopia aubertii)*. Der mehrjährige Knöterich bildet im Spätsommer weiße feine Blüten an den Enden der Triebe. Er wächst schnell und ungestüm. Innerhalb von wenigen Wochen wird ein lichtes Rankgerüst dicht geschlossen. So viel zu den Vorteilen. Leider kann man den Wuchs nicht zügeln, sondern muss regelmäßig zur Schere greifen. Höhe bis 7 m.

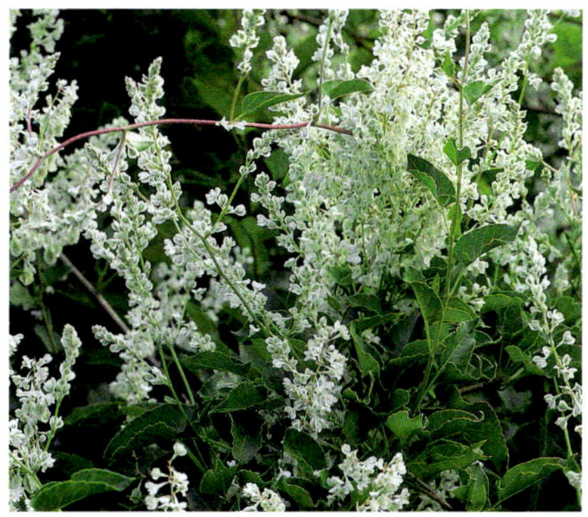

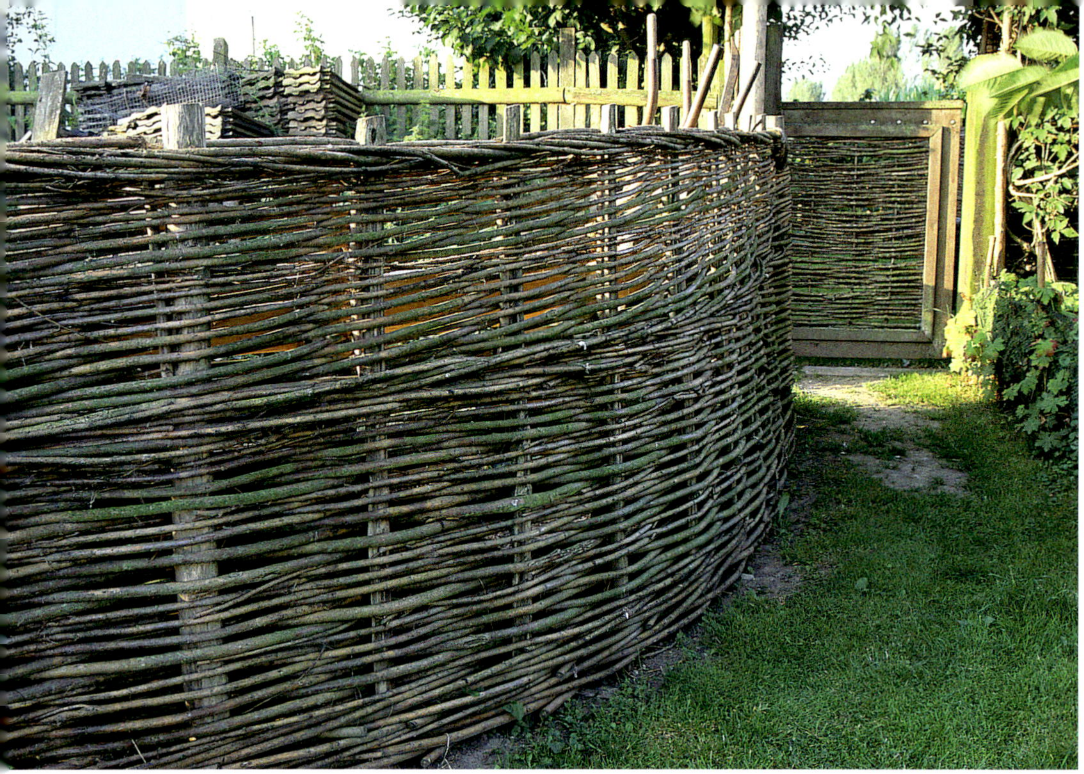

Der Weidenflechtzaun macht es möglich, dass sich die Wände schwungvoll den Gestaltungslinien anpassen.

Sichtschutz kann man auch mit einem Zaun erreichen, wenn man eine blickdichte Bauart gewählt hat.

Anpassungsfähige Zäune

Der Vorzug eines Zaunes im Vergleich zur Sichtschutzwand liegt darin, dass er keinen schnurgeraden Verlauf benötigt. Flexible Flechtzäune können sich in Kurven durch den Garten schlängeln. Dadurch wirken diese Bauwerke elegant, und je nach Gestaltung kommt eine gewisse Raffinesse ins Spiel.
Die Materialien, die für flexible Zäune verwendet werden, strahlen Individualität aus. Weidenflechtzäune, wie sie oben im Bild zu sehen sind, werden an Ort und Stelle aufgebaut. Die Ruten legt man um die Pfosten, die man in die Erde gesteckt hat. Stehen die verwendeten Weidentriebe noch im Saft, bestehen gute Chancen, dass die Zäune von alleine wieder grün werden. Die pfiffige Idee hat aber einen Haken, den man in die Überlegungen mit einbeziehen sollte: Weiden brauchen viel Wasser und bilden dichte Wurzeln. Die Flächen rund um den lebendigen Zaun können sich daher in eine kahle Brache verwandeln.
Zum Stil des Zen-Gartens passt eine Variante aus kräftigen Bambusstangen, die in einem regelmäßigen Gittermuster verflochten werden. Diese starre, formale Bauweise schafft den richtigen Rahmen für ein Tee- oder Meditationsgärtchen. Für kurze Zäune sind feinere Materialien interessant. Heidekraut gibt dem Flechtzaun beispielsweise eine bürstenartige Oberfläche. Das ist zwar auf den ersten Blick nicht richtig kuschelig, aber zarte Kletterpflanzen wie Duftwicken finden an einer solchen Oberfläche Halt und überspielen die Rauigkeit. Die Heidekrautzäune werden als Meterware auf Rollen und als feste Elemente angeboten. Preiswert und funktional sind Strohmatten, mit denen man kleinere Lücken an der Terrasse schließen kann.

Windschutz aus Markisenstoff

Die mobile Variante des Zaunes sind textile Windschutzvorrichtungen. Statt die aus Pfählen, Markisenstoff und Heringen gebauten Wände am Strand aufzustellen, kann man sie auch auf dem Rasen aufbauen. Dabei geht es weniger um das Urlaubsflair, das sich einstellt, sondern darum, den neugierigen Nachbarn einen Korb zu geben, wenn man den freien Nachmittag nicht im Sonnenstudio, sondern auf dem grünen Rasenteppich verbringen möchte.

Das Wohlfühlklima hinter hohen Mauern

Es ist ein wenig aus der Mode gekommen, eine Mauer zu bauen. Gewiss hat ein solches Bauwerk aufgrund des höheren Aufwandes seinen Preis. Aber dabei darf man die Vorzüge nicht außer Acht lassen. Mauern sind nicht nur Platz sparend, sondern auch garantiert blickdicht. Das Gefühl von zuverlässigem Schutz wird durch die massive Bauweise untermauert. Lärm wird gedämpft.

Variable Höhen

Die Höhe lässt einen breiten Spielraum zu, jedoch muss man berücksichtigen, dass Mauern ab einer bestimmten Höhe (nachzulesen in der Landesbauordnung) genehmigungspflichtig sind. Ein Sitzplatz vor einer Mauer profitiert von dem angeneh men Klima. Der Wind wird abgehalten und die Steine heizen sich am Tag auf. Sie speichern die Wärme und geben sie am Abend ab. Damit kann kaum eine andere Lösung aufwarten. Gestalterisch regen Mauern die Fantasie an. Die Farbe kann frei gewählt werden. Schattige Eckchen erstrahlen mit einem hellen Anstrich. Die erhöhte Reflexion lässt die Umgebung freundlich erscheinen. Wände bieten in der Kombination mit simplen Seilsystemen eine hervorragende Bühne für Kletterpflanzen, die mit ihrem Pelz aus Blättern und Blüten der Mauer ihren massigen Charakter nehmen. Naschkatzen setzen Spalierobst vor die warme Mauer, denn Birnen- und Pfirsichbäume entwickeln sich in dem milden Klima prächtig. Künstlerisch talentierte Gärtner entdecken in Gartenmauern ein neues Wirkungsfeld. Kunstwerke fesseln den Betrachter und sorgen für Entspannung.

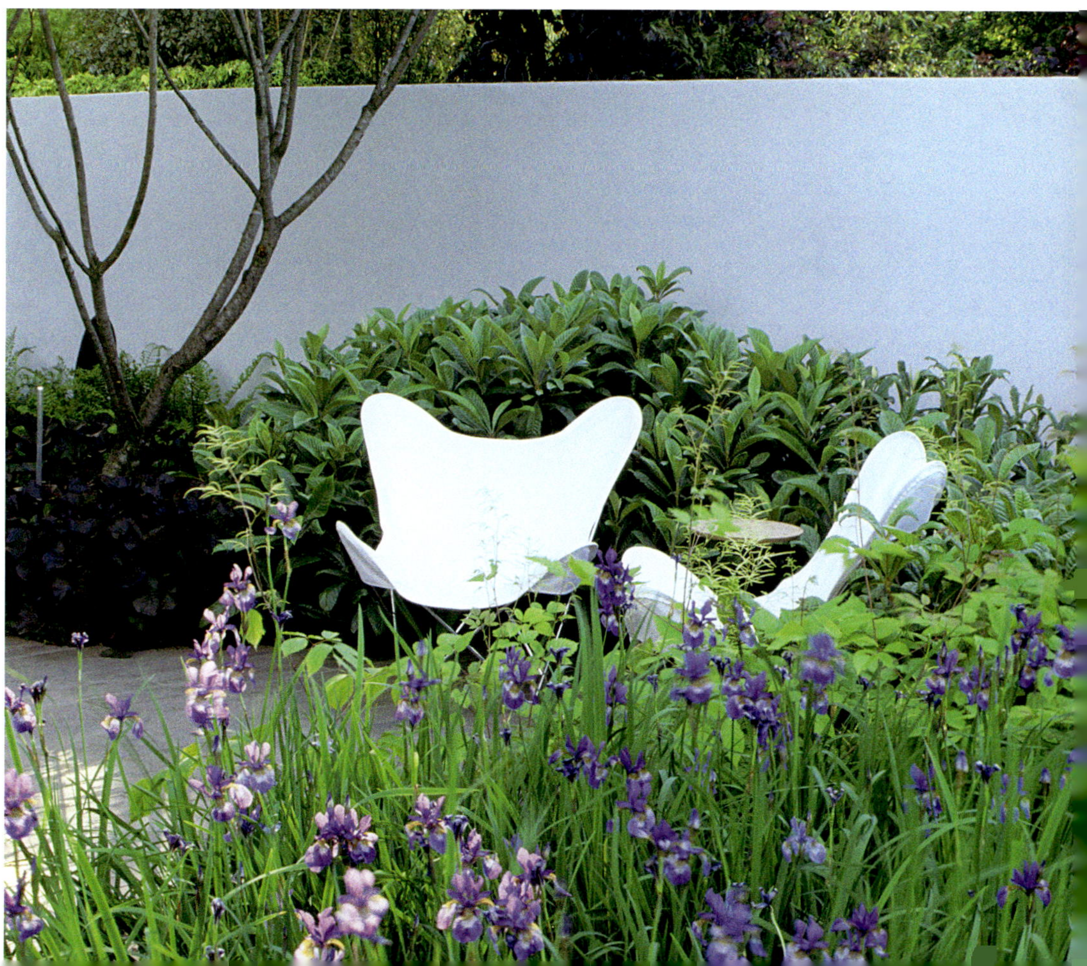

Eine Mauer mit abwechslungsreichem Grün schirmt den Sitzplatz perfekt ab, sodass man sich ungestört fühlt.

Leichtigkeit

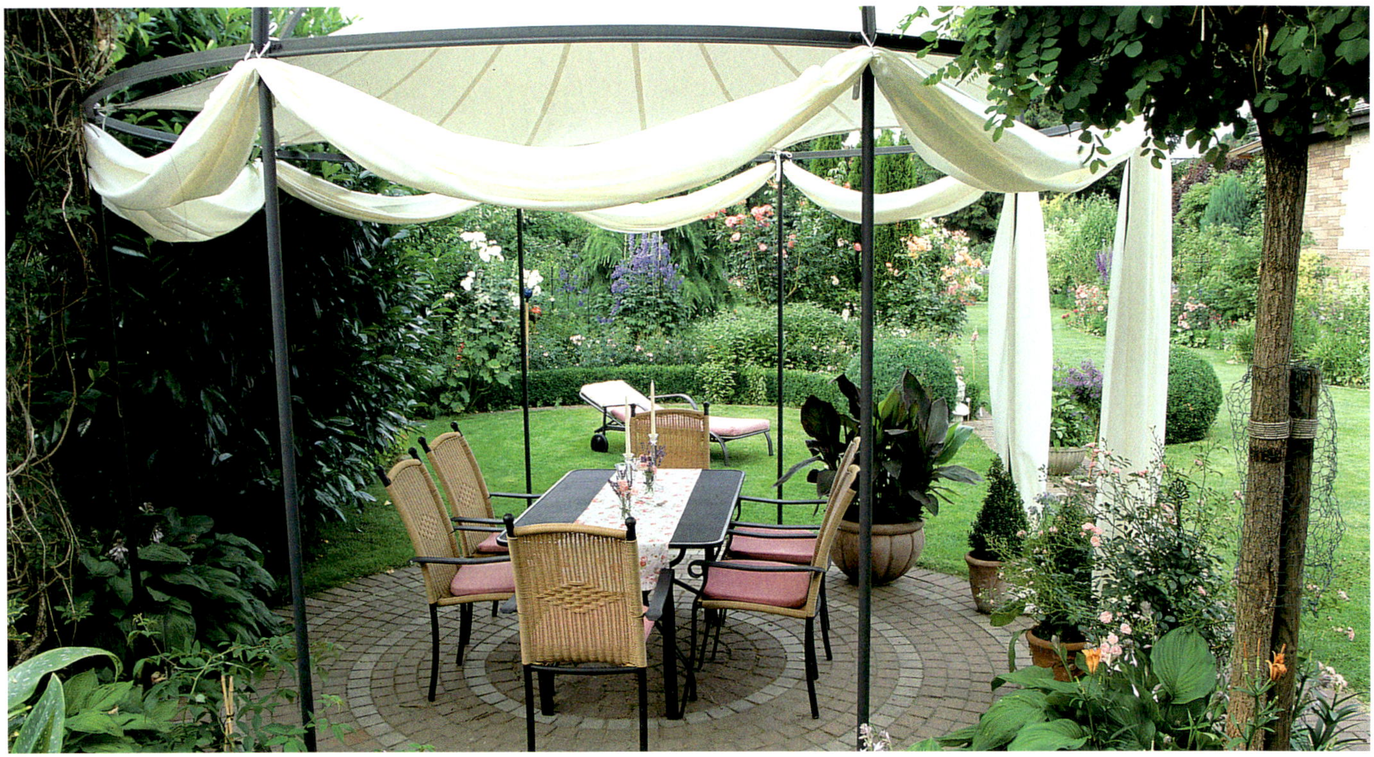

Das Stoffdach spendet leichten Schatten. Zugleich wird der Sitzplatz optisch zu einer abgeschlossenen Einheit.

Geborgenheit ist ein Gefühl, das sich manchmal durch die Randbepflanzung eines Sitzplatzes fast von alleine ergibt. Büsche und Kübelpflanzen können störende Blicke geschickt abhalten. Zugleich bleibt der Blick frei, um die sommerliche Blumenpracht, ein Wasserspiel und andere Gartenhighlights zu bewundern. Und doch kann man eine gewisse störende Offenheit empfinden, etwa weil die Sonne grell scheint oder Blütenblätter von den Bäumen rieseln. Entspannung wird immer erst möglich, wenn man sich sicher wähnt.

Wie eine Wolke

So kann es gerade unter freiem Himmel vorkommen, dass man sich nach dem Gefühl sehnt, dass sich etwas

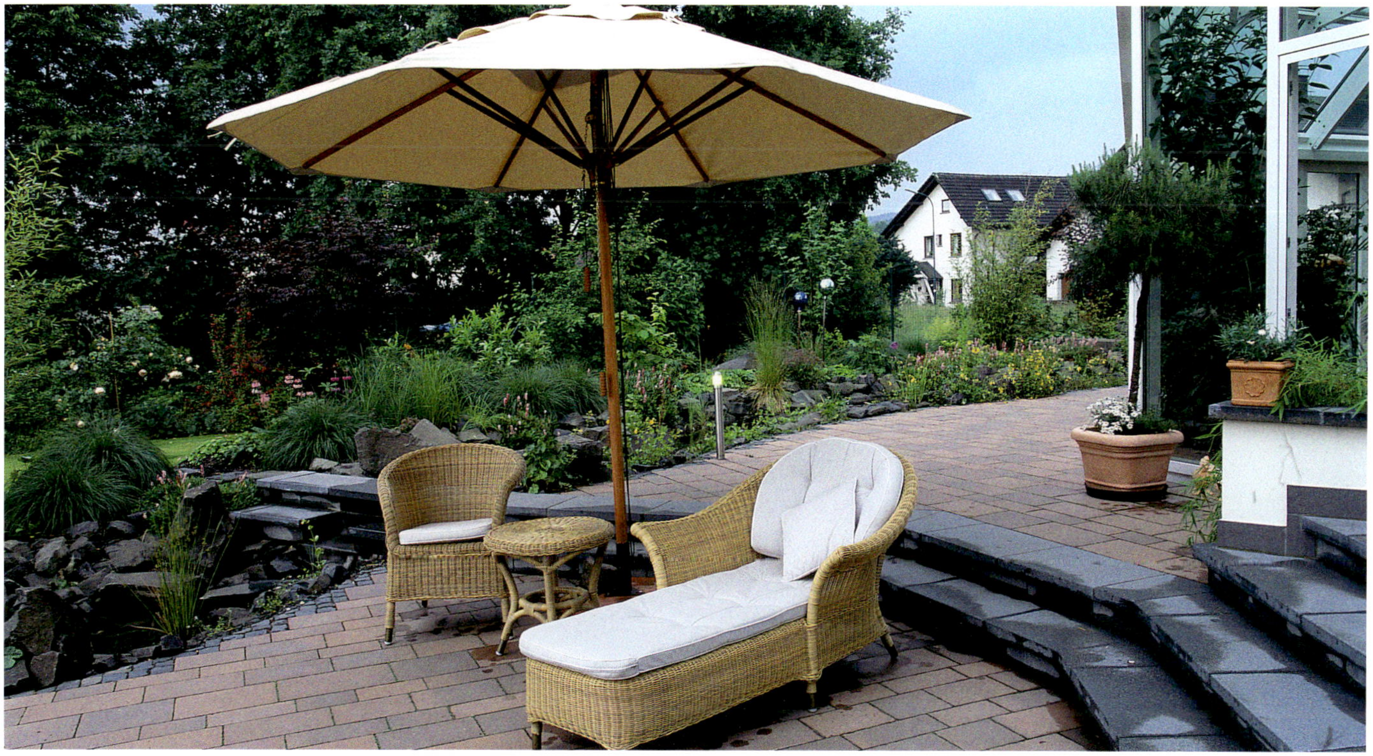

schützend über der Liege oder dem Sessel ausbreitet. Gleichzeitig sollte dieser Schutz von der Transparenz und Leichtigkeit des Himmels geartet sein und nicht schwer und bedrohlich wirken.
Unter dem Begriff Sonnenschutz gibt es ganz unterschiedliche Formen und Bauweisen, die dem Wellness-Eckchen dieses Gefühl verleihen. Grundsätzlich sind Schirme, Segel, Pavillons und Markisen sehr markante Elemente. Sie erregen immer auch eine gewisse Aufmerksamkeit, weil sie sich aus der Gartenszenerie abheben.
Aus diesem Grund sollte man darauf achten, dass sie sich möglichst gut in die Gesamtgestaltung einfügen. Zum einen spielt dabei die Farbe eine Rolle, zum anderen geht es darum, eine Lösung zu finden, die dem individuellen Gartenstil entspricht.

Der Marktschirm garantiert gesundes Sonnenbaden und harmoniert mit der klassischen Eleganz der Korbmöbel.

Sonnenschut

Sonnenschutz hat viele Gesichter, sie reichen vom fest installierten Sonnensegel bis zur improvisierten Zeltbahn.

Sommerliche Sonnensegel

Wenn Sie das Meer lieben, dann können Sie sich aus einem ausgedienten Bootssegel ein großes Sonnensegel bauen. Die Ecken des Segels werden an kräftigen Pfosten wie im Bild aufgehängt. Besonders stimmungsvoll wirkt der großzügige Sonnenschutz, wenn die Enden unterschiedlich hoch aufgehängt werden, sodass die Seiten elegant schwingen. Das Segel wird im Frühsommer gespannt, und weil dies doch ein größerer Aufwand ist, lässt man es meist bis zum Herbst stehen. Dann muss es abgenommen werden, damit das Herbstlaub keine hässlichen Flecken hinterlässt. Pergolen mit gerafften Stoffbahnen als Sonnendach halten sich dezent zurück. Die Stoffe sind mit Ösen versehen, sodass man den Sonnenschutz je nach Witterung öffnen oder schließen kann. Ideal sind Stoffe mit einer wasser- und schmutzabweisenden Beschichtung, die auch im Winter draußen bleiben können.

STOFFFARBEN

Helle Materialien für den Sonnenschutz haben eine freundliche Wirkung, lassen viel Licht durch, aber verschmutzen leicht. Dunkelgrüne Schirmstoffe spenden dagegen kühlenden Schatten.

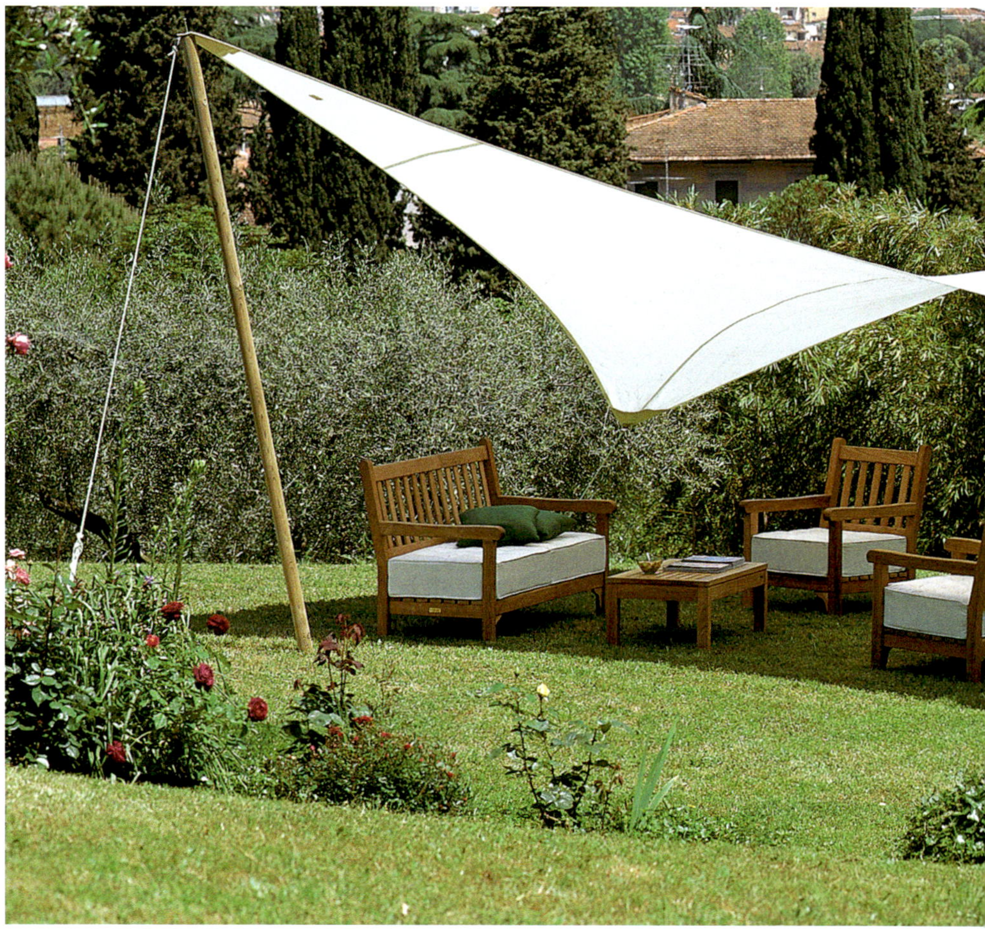

Träume aus Stoff

Eine romantische Note bringt man mit fantasievollen Zelten in den Garten. Die improvisierten Bauten mit orientalischem Flair schaffen neue Räume, die Geborgenheit und auch einen gewissen Sonnenschutz bieten. Je nach verwendetem Stoff haben die Zelte eine unterschiedliche Ausstrahlung. Verwendet man Dekorationsgewebe wie Nessel, Gaze oder Gardinentüll, so haben diese Materialien einen luftig leichten Charakter, aber man sollte sie nicht über längere Zeit im Freien hängen lassen und auf eine trockene Lagerung achten. Manchmal entdeckt man auch günstige Restposten, bei denen es nicht so schmerzt, wenn man die schäbig gewordenen Bahnen nach einer Saison durch neue ersetzt.
Die Gestaltungsmöglichkeiten sind vielfältig, denn man kann die Stoffbahnen einfach über ein paar Äste hängen oder Pfosten in den Rasen stecken, um den Tüll darüber zu drappieren.
Die Farben der Stoffe spielen für die Atmosphäre in diesen kleinen Räumen eine besondere Rolle. Warme Farben wie Rot und Gelb wirken anregend, während mit kühlem Blau eine kühle Atmosphäre entsteht. Probieren Sie einfach aus, welche Farben Ihnen für welchen Zweck angenehm sind. Eine Garantie zum Wohlfühlen ist in jedem Fall die eigene Lieblingsfarbe.
Als Zelteinrichtung dient ein einfacher Stuhl, oder Sie legen für echt orientalisches Flair die Fläche mit Kissen und Decken aus, die farblich mit der Zelthülle harmonieren, und hängen ein marokkanisches Windlicht an die Zeltstange.
Die sanften Bewegungen der leichten, im Wind flatternden Stoffe verleiten zum Träumen. Hier fällt es nicht schwer, den Alltag zu vergessen und die Gedanken frei ziehen zu lassen. Hinsichtlich der Sonneneinstrahlung sollte man aber auch unter den leichten Stoffzelten immer einen Sonnenschutz mit hohem Lichtschutzfaktor auf die Haut auftragen, weil die zarten Gewebe UV-Strahlen nicht abblocken, sodass man sich rasch einen Sonnenbrand holen kann.

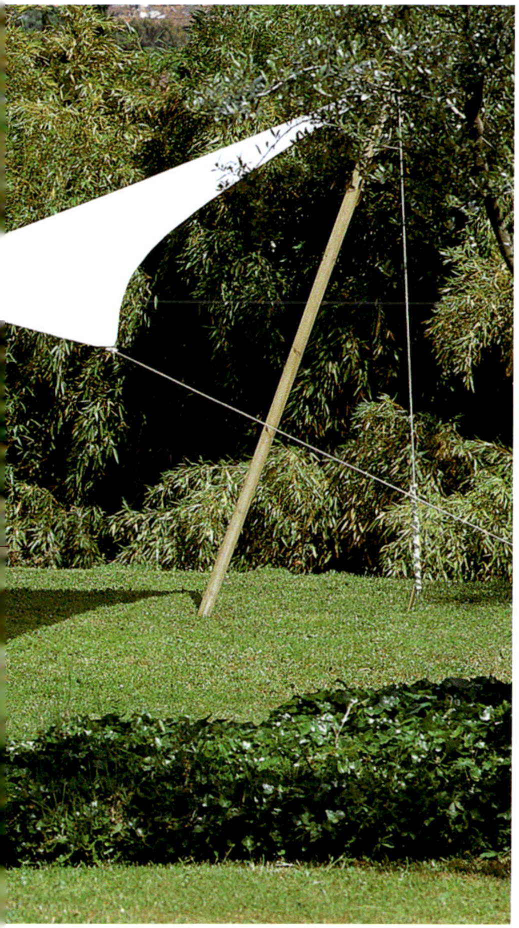

Das Sonnensegel lässt auf der Rasenfläche einen Gartenraum entstehen und schützt vor gleißender Sonne.

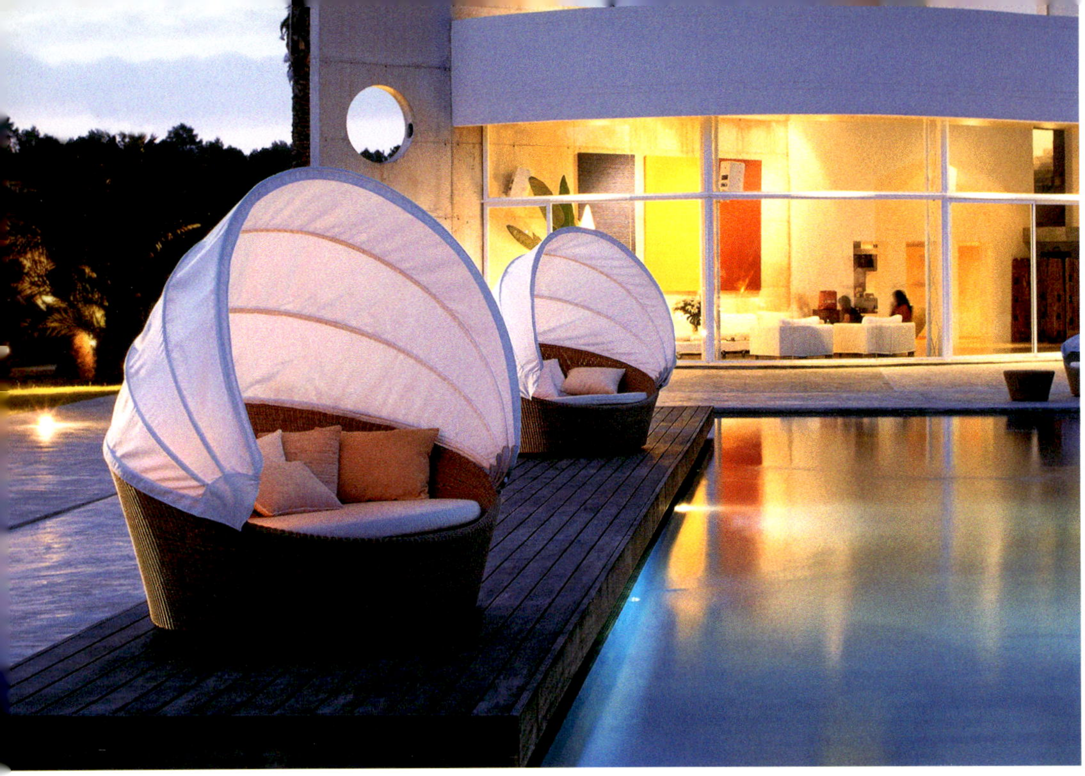

Die Inseln mit dem aufklappbaren Sonnenschutz sind kleine Kokons, die eine verschwiegene Atmosphäre garantieren.

Der Klassiker für den Sonnenschutz ist der Schirm. Die Eleganz der Modelle hat sich in den letzten Jahren deutlich verbessert.

Schirme mit Stil

Schicke provenzalische Marktschirme mit beigefarbenem Tuch und zierliche Chinaschirme, die an die kleinen Papierschirme im Eisbecher erinnern, zeigen die Spanne auf, die Sonnenschirme heute zu dekorativen Elementen macht. Die Formen der Schirme werden durch die Anordnung der Sprossen und den Stoff bestimmt. Grundsätzlich sollte man beim Kauf darauf achten, dass der Sitzplatz ausreichend schattiert wird und gleichzeitig Kletterpflanzen sowie hohe Stauden beim Öffnen bzw. Schließen des Schirmes nicht beschädigt werden.

Für die Standfestigkeit des Sonnenschirmes sorgt der Fuß, der aus schwerem Material gefertigt ist. Große Eisenplatten wirken dezent, und sie können nicht zur Stolperfalle werden, weil sie zwar groß, aber sehr flach sind. Eine Alternative ist ein Stahlkreuz, in das man Steinplatten zum Beschweren legt. Perfekt sieht es aus, wenn diese zu den verlegten Platten passen. Im Rasen kann man eine Bodenhülse in ein Betonfundament setzen, um dem Sonnenschirm Standsicherheit zu verleihen und den Rasen möglichst zu schonen.

Technische Tricks

Die technische Konstruktion der Schirme weist eine große Vielfalt und Raffinesse auf, denn der Raum zum Aufstellen eines Schirmes ist bei Sitzgruppen häufig begrenzt. Es ist lästig, wenn man am Tisch sitzt und in der Mitte der Stiel des Schirmes den Blick zum Gegenüber versperrt. Die Lösung für solche Situationen sind hängende Modelle. Meist kann man den Ständer an einem Gelenk bewegen, sodass sich der Schirm je nach Sonnenstand optimal positionieren lässt.

Schutz am Abend

Als schützendes Gestaltungselement macht es nicht nur Sinn, den Sonnenschirm am Tag aufzuspannen, man sollte sich auch nicht scheuen, ihn am Abend zu öffnen. Unter dem Dach entsteht ein angenehmes Klima. Wenn die Sonne untergegangen ist, kühlt die Luft meist rasch ab und der Boden, der sich am Tag aufgeheizt hat, gibt Wärme ab. Den Aufstieg der warmen Luft kann man mit dem Schirm verlangsamen und so für ein angenehmes Klima sorgen.
Natürlich hält man mit dem Schirm auch einen kurzen Regenschauer ab, so dass man sich das Einräumen aller Utensilien und den Wechsel ins Haus damit erspart. Das Stoffdach über dem Wellness-Platz bietet auch die Möglichkeit einer Beleuchtung. Lichterketten und Windlichter kann man in die Schirmspeichen hängen und so die Abendstimmung sanft und angenehm in Szene setzen.

Ein Dach über dem Kopf

Dächer auf Gartenhäusern sind fest montiert und garantieren grundsätzlich einen optimalen Regenschutz. Der Pavillon, dessen Dach von Kletterpflanzen gebildet wird, bleibt im Frühling noch kahl und offen, aber mit dem Austrieb wird die Fläche allmählich geschlossen. So kann man die ersten Sonnenstrahlen voll auskosten. Natürlich sind Pavillons nicht wasserdicht, sodass es meist auch etwas länger dauert, bis die Nässe nach einem kräftigen Schauer im schattigen Zentrum abgetrocknet ist. Allerdings kann man mit großblättrigen Kletterpflanzen wie der Pfeifenwinde und Wildem Wein das Loch recht dicht einwachsen lassen.

Möbel mit Sonnenschutz

Schließlich gibt es auch Sitz- und Liegemöbel, die an kleine Kokons erinnern. Ein Klassiker ist der Strandkorb, der einen bequemen Sessel mit gutem Wind-, Sicht- und Sonnenschutz darstellt. Dieses geflochtene Möbel findet man keineswegs nur an Stränden. Er hat schon vor Jahren die Gärten erobert, weil man sich perfekt in seine Urlaubsträumereien zurückziehen kann. Zugleich bietet der Strandkorb Stauraum in den Fußbänken und hat Klapptische integriert. Moderne Versionen sind wie große, runde Liegeinseln gestaltet (siehe Bild links). Schiebt man den halbrunden Stoffhimmel über die Sitz- oder Liegefläche, entsteht eine Atmosphäre der Ruhe und Entspannung.

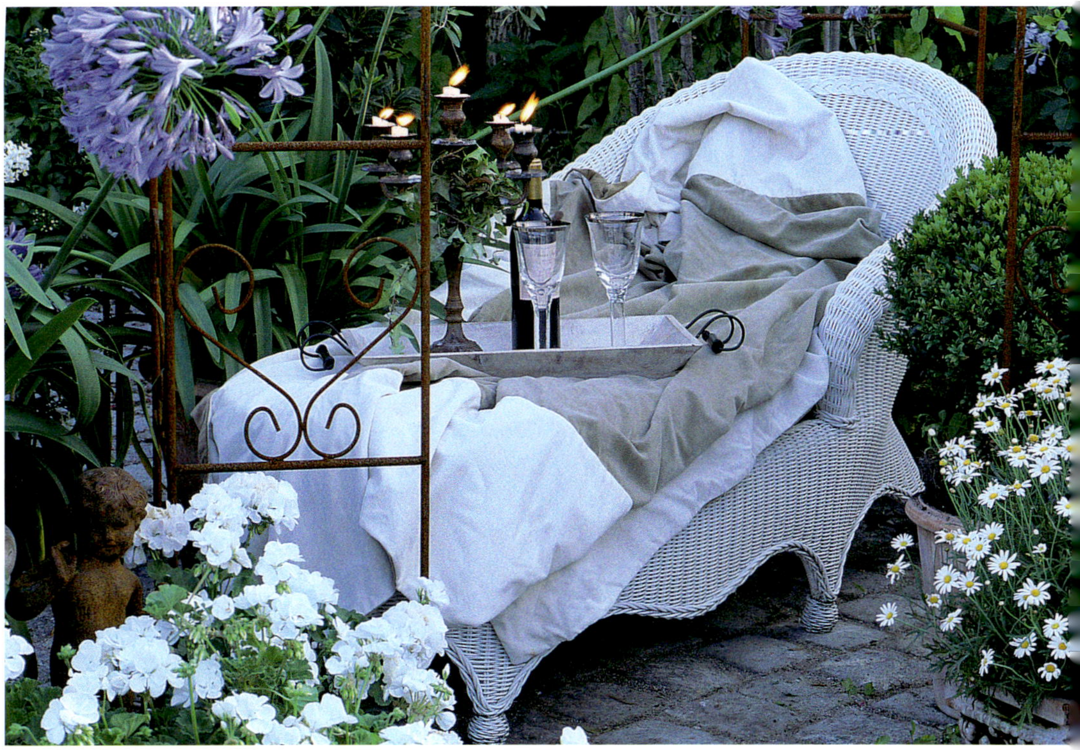

Machen Sie es sich mit Kerzen, Decken und einem guten Glas Wein in Ihrem Wellness-Eckchen so richtig gemütlich.

Cocooning

Wenn ein stressiger Arbeitstag zu Ende geht, scheint manchmal die Zeit still zu stehen. Die Vorstellung eines Platzes im Garten zwischen Blütenwolken von Frauenmantel und Katzenminze hilft, jetzt rasch die letzten Dinge zu erledigen. Schon beim Schließen der Bürotür kann man dann den Duft der Rosen förmlich riechen.

Cocooning zwischen Flieder und Rosen

Damit dieser Wunsch in Erfüllung geht, brauchen wir im Garten oder auf der Terrasse eine kleine persönliche Insel der Ruhe, die zum Rückzug und zur Entspannung einlädt. Neben ausreichender Geborgenheit dürfen bequeme Möbel und ein blumiges Umfeld nicht fehlen.

Lassen Sie es sich gut gehen

Decken, die Gemütlichkeit und Wärme verheißen, sowie das flackerndes Kerzenlicht sorgen rasch für Entspannung. Nehmen Sie sich Zeit für die Vorbereitungen, denn Hektik ist im Garten tabu. Ein Milchshake oder ein Gläschen Prosecco und die Spannung, wie wohl der Roman weitergeht, helfen Ihnen, Abstand zum Bürotag mit seinen Ereignissen zu finden und dabei allmählich zur Ruhe zu kommen. Auch beim Ausputzen der welken Blüten entspannt man sich gut.

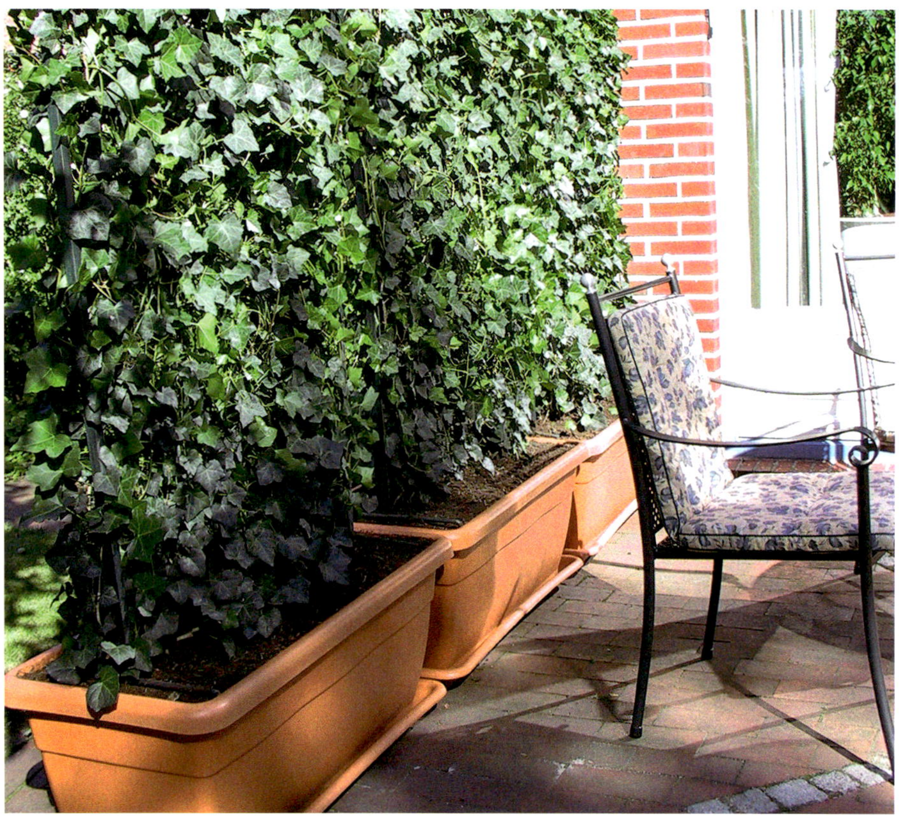

LINKS: Mit mobilen Hecken aus Efeu in großen Kästen entsteht schnell ein immergrüner Sichtschutz.

RECHTS: Wochenend' und Sonnenschein – das will man in der guten, alten Hollywood-Schaukel zu zweit verbringen.

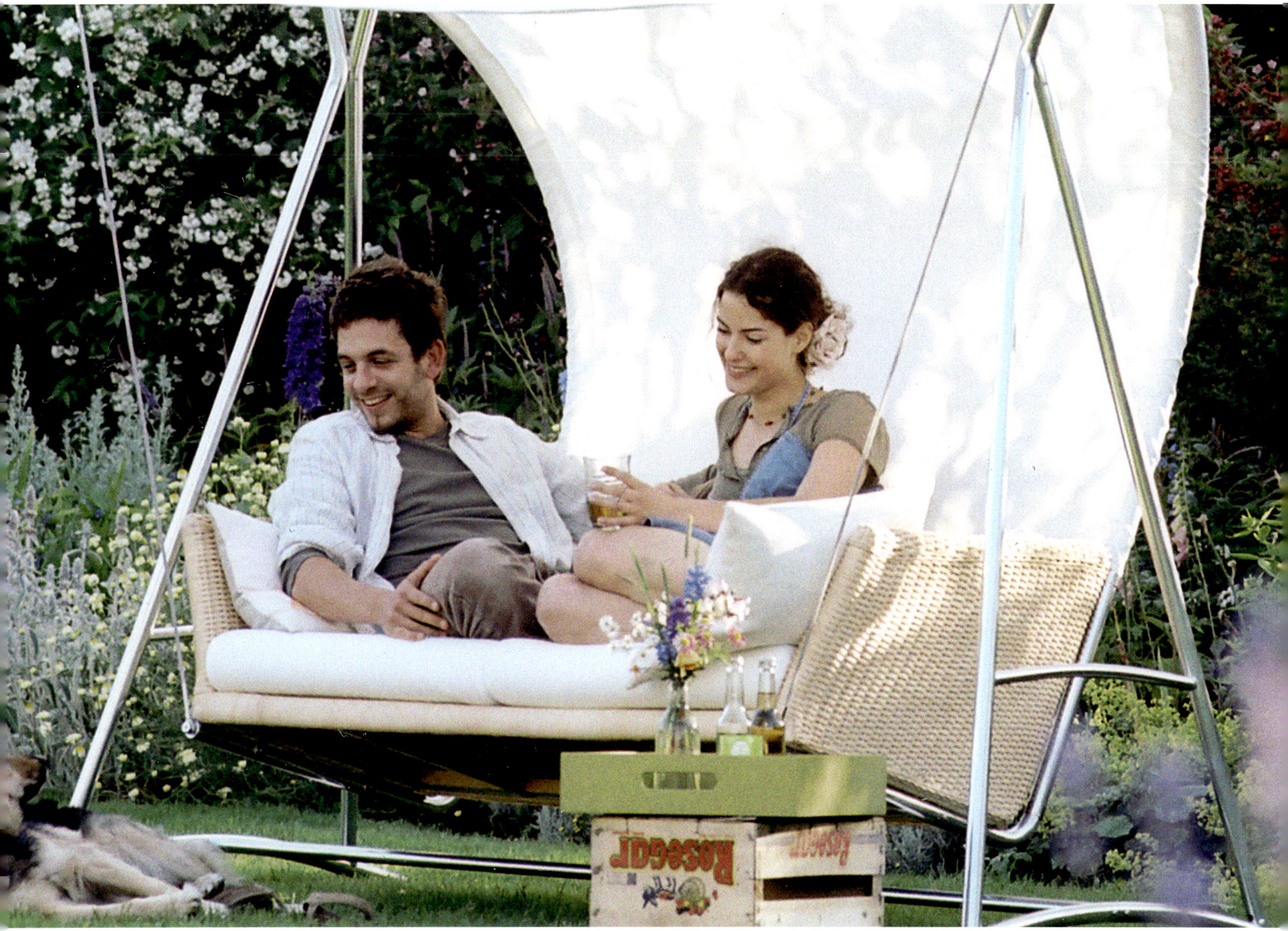

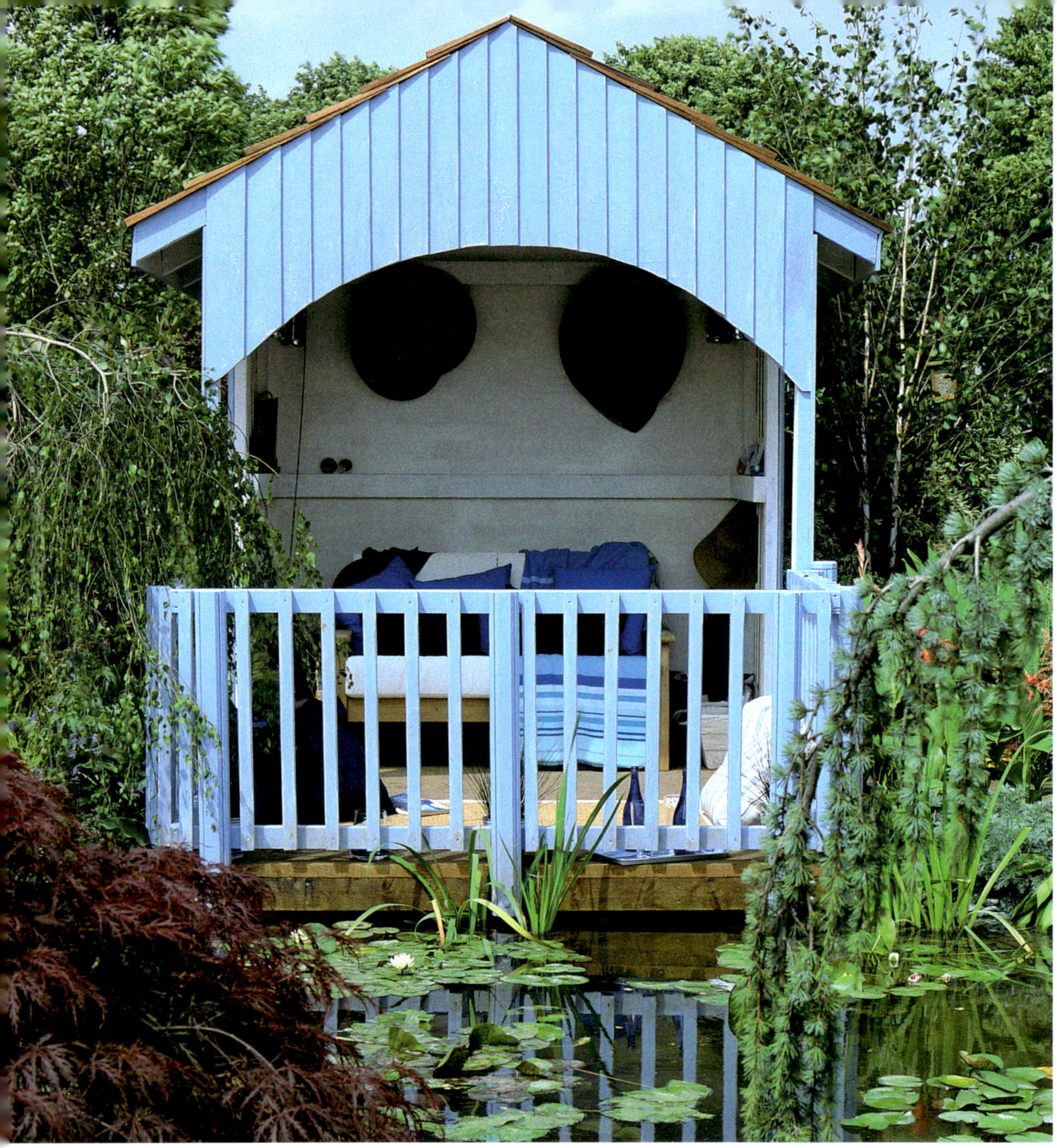

Idylle am Gartenteich: Vom Bankhäuschen aus kann man das Wolkenbild im Spiegel der Wasseroberfläche sehen.

Auf der Suche nach einem ruhigen Eckchen

Um die richtige Stelle für einen Sitzplatz im Garten festzulegen, sollten Sie verschiedene Plätze mit einem Klappstuhl ausprobieren und von dort den Ausblick prüfen. Wiederholen Sie dies zu verschiedenen Tageszeiten und an unterschiedlichen Wochentagen. So lernen Sie das Umfeld am besten kennen und entdecken Störfaktoren, die Ihnen beim Blick auf dem Gartenplan oder aus der stehenden Perspektive verborgen blieben.

Kleine Wellness-Kokons

Noch heimeliger wird es, wenn der Sitzplatz Wände und ein Dach besitzt, wenn Sie sich also beispielsweise eine Laube anlegen. Solche Wellness-Kokons müssen in den Garten eingepasst sein und dürfen keine Fremdkörper darstellen. Kletterpflanzen, die die Laube mit einem blumigen Dach einhüllen, sollten auch mit einzelnen Trieben in die benachbarten Sträucher wachsen dürfen. Eine andere Möglichkeit besteht darin, dass man die Blütenfarbe der Kletterpflanzen so wählt, dass sie sich rhythmisch in den benachbarten Beeten wiederholt. Während die Rabatten um die Laube im Sommer von violettem Sommerflieder und mauvefarbenem Roseneibisch bestimmt werden, breitet sich über der Pergola eine Italienische Waldrebe mit ihren violetten Blütensternen aus. Zugleich kann man die kleinen Wellness-Kokons so platzieren, dass sie sich tatsächlich hinter den Ästen von Bäumen oder dem Buschwerk des Bambus verstecken. Nie sollte die Hauptblickachse direkt auf die Rückzugsräume gerichtet sein. Selbst auf der Terrasse kann man die Liege hinter einigen prachtvollen Kübelpflanzen oder Wannen mit Chinaschilf aufstellen. Am besten stellen Sie die schweren Gefäße von Anfang an auf Rolluntersetzer, damit man sie auch ganz an den Rand schieben kann, wenn man Platz für eine größere Runde benötigt oder sich der Sonnenstand verändert hat.

Zum Relaxen am Abend

Nur allzu gerne beendet man den Arbeitstag mit ein paar gemütlichen Stunden in einer kleinen Laube oder auf einer überbauten Bank. Es müssen keine aufwändigen Bauwerke sein. Vor einer Formschnitthecke kann man ein U-förmiges Rankgerüst in der Breite einer Gartenbank aufstellen. Mit Hilfe von Ramblerrosen und Clematis ist das Gerüst rasch blumig eingewachsen. Ist keine Hecke vorhanden, so bietet der gut sortierte Fachhandel halbkugelige Eisengestelle an, die man aufstellt und einranken lässt. Wer sich mit der Neuanlage des Gartens beschäftigt, kann eine Laube in die Heckenwand integrieren. Buchen wie auch Hainbuchen lassen sich mit etwas Geduld und regelmäßigem Schnitt in die entsprechende Form bringen.
Feste Bauwerke sind eine Alternative. Eine kleine Veranda vor dem Gartenhaus kann als Feierabendsitzplatz ebenso attraktiv sein wie ein Bankhaus wie auf dem Bild links. Allein durch die Größe, meist auch durch die Gestaltung fallen solche Bauten auf und sollten daher in der grünen Gartenkulisse versteckt werden.

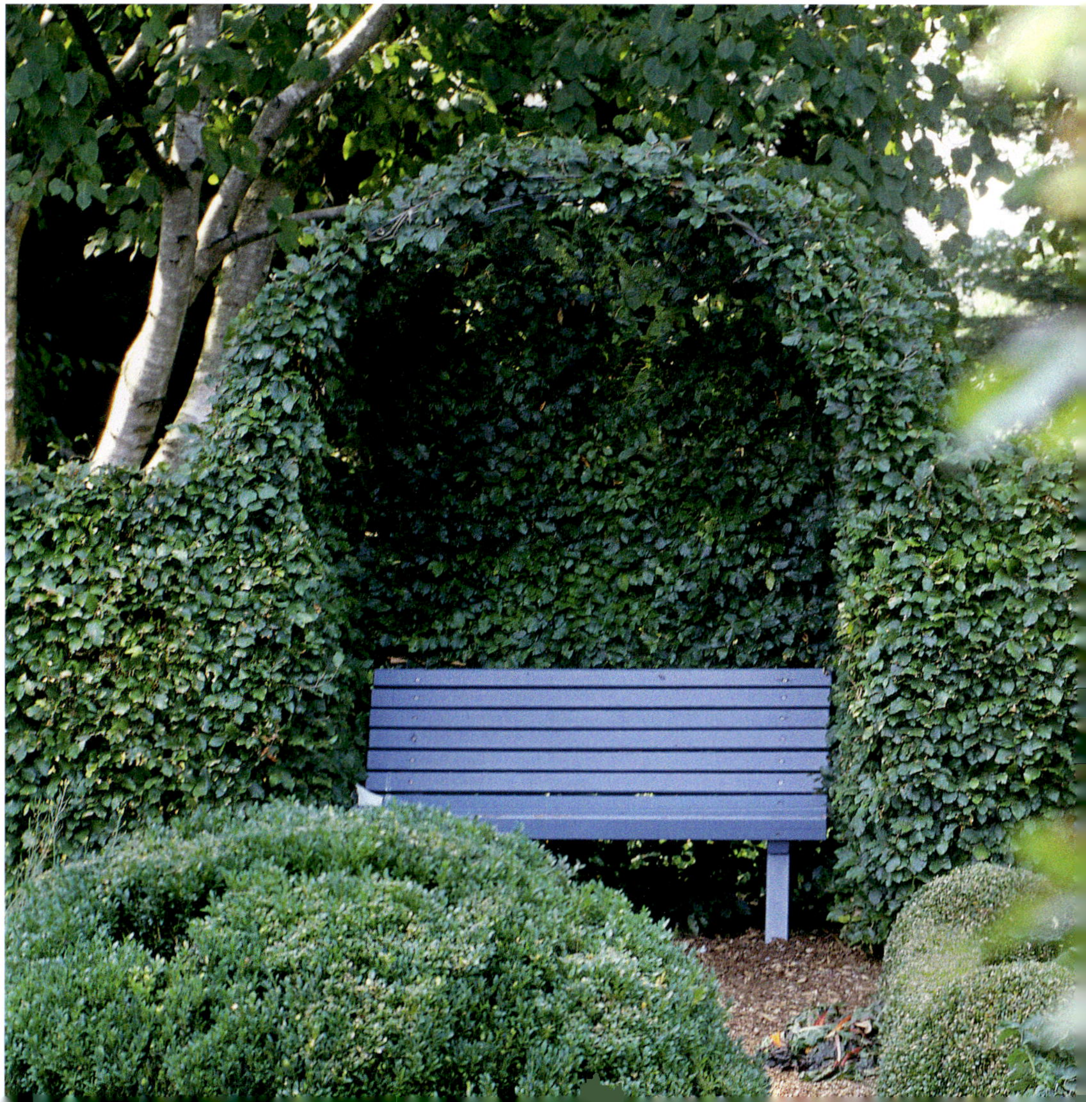

Nur schwer kann man in die halbrunde Efeulaube hineinsehen, wodurch man sicher lange Zeit ungestört bleibt.

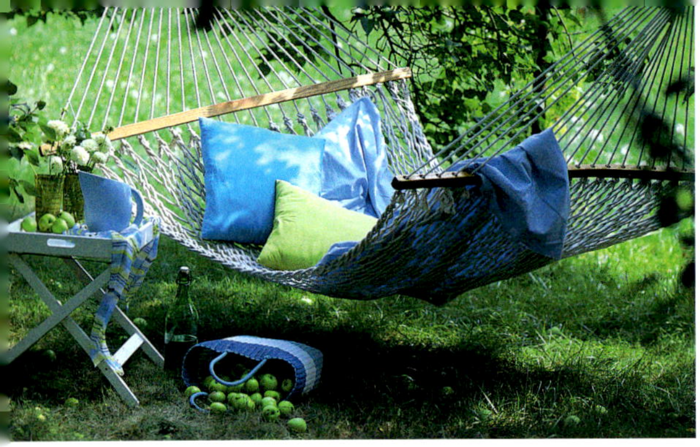

Die Hängematte lädt mit ihren erfrischenden Blautönen zu einem Kurzurlaub im Schatten der Baumkronen ein.

Die Atmosphäre unter großen Bäumen gleicht der in einer Laube – im Prinzip kann man in ihnen die Urform des Gartenhauses sehen.

Wohltuende Atmosphäre

Der Vorteil des Schatten spendenden Laubdaches beruht auf dem kühlen Klima, das durch die ständige Verdunstung der Blätter erzeugt wird. Je größer und weicher das Laub ist, desto mehr Wasser entweicht durch die Spaltöffnungen. Wachsartige Überzüge stellen dagegen einen Verdunstungsschutz dar.
Hübsche Sitzplätze unter Bäumen ergeben sich mit einer Baumbank, die man rund um den Stamm baut. Dabei lässt man so viel Abstand zwischen Sitzfläche und Rinde, dass man sich einerseits bequem anlehnen und andererseits der Baum ungehindert einige Jahre wachsen kann.

Die Seele will baumeln

Hängematten sind willkommene Möbel für den Wellness-Garten. Die hängenden Liegen laden zum Schaukeln ein. Ihre pendelnde Bewegung wirkt entspannend und zugleich beruhigend. In dem zwischen Pfosten oder Bäumen gespannten Tuch taucht man ein wenig ab, weil sich der Stoff seitlich wie ein Korb aufstellt. Von außen kann man nicht sehen, wer in der Hängematte liegt. Manchmal wird man sogar übersehen. So kann man herrlich dösen.
Die Aufhängung an den Bäumen will gut überlegt sein. Achten Sie darauf, dass die Schlaufen aus weichem Naturmaterial sind und nicht in die Rinde einschneiden.
Nur große Bäume mit kräftigen Trieben können so eine Hängematte halten. Junge Äste sind biegsam, aber auch empfindlicher an der Rinde. Bei alten, morschen Zweigen kann das Vergnügen im Gras enden.
In der **Hollywood-Schaukel** kann man das Schwingen, das einen Hauch von der Freiheit des Fliegens vermittelt, auch zu zweit erleben. Dieses Möbel hat ein eigenes Gestell, das der aufgehängten Gartenbank den Halt gibt. Man benötigt weder Bäume noch Pfosten und kann die Schaukel mit Armen oder Beinen bewegen, um die Perspektive zu wechseln oder sich mit dem Sonnenstand zu drehen.

GEHÖLZE MIT SCHÜTZENDEN KRONEN

Im Schutz von großen Bäumen findet man Ruhe und Erholung. Wichtig für die Auswahl ist die Form der Krone. Trauerformen breiten sich malerisch aus und bilden eine wundervolle, natürliche Laube. In jedem Fall braucht man ausreichend Platz, damit sich eine Trauerweide, eine Hängeulme oder eine Birke mit ihren leicht nach unten geneigten Zweigen entfalten kann. Großkronige Gehölze brauchen nicht nur viel Platz, sondern bringen auch viel Schatten in den Garten. Daher sind Arten zu empfehlen, die spät austreiben, wie beispielsweise Blauglocken- *(Paulownia tomentosa)* und Trompetenbaum *(Catalpa bignonioides)*. Von letzterem gibt es eine klein bleibende Form, die sich auch in einen kleinen Hausgarten gut einfügt. Sie trägt den Sortennamen 'Nana'.

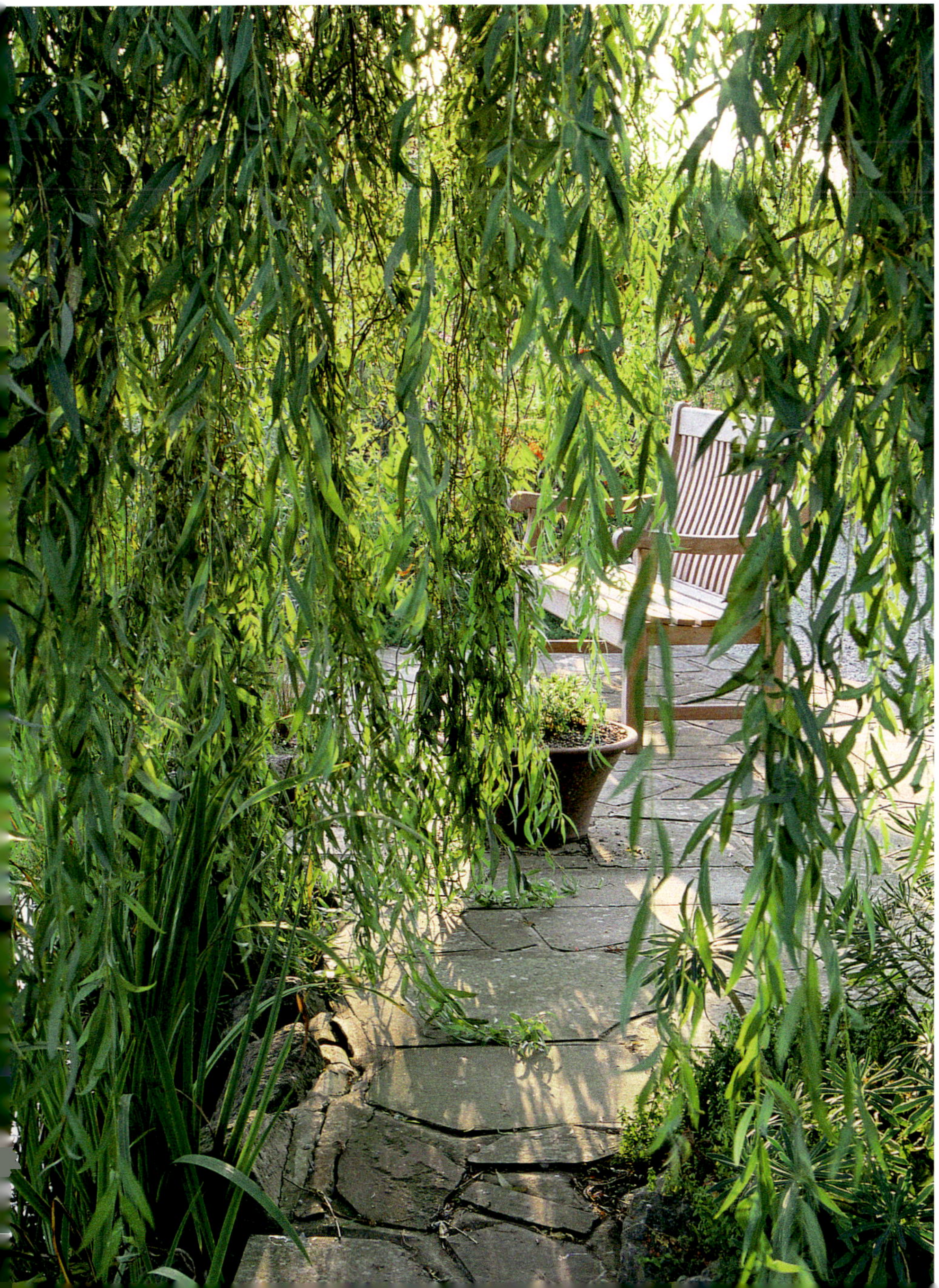

Die zarten Triebe der Trauerweide bilden einen hellgrünen Vorhang, der den Sitzplatz gut abschirmt.

Mit der Kraft des Feng-Shui

Das Bagua

Die Basis der asiatischen Gestaltungslehre Feng-Shui wird **Bagua** genannt. Es ist eine Rasterstruktur, die aus neun gleichen Teilen besteht. Sie wird wie eine Folie bei der Planung auf die Fläche gelegt und zeigt an, welche Aspekte in den einzelnen Zonen von Bedeutung sind. Im Einzelnen gehen diese aus der Grafik hervor. Das übergeordnete Ziel besteht darin, dass die Energie, das **Chi**, vital und ausgewogen fließt. Die beiden Elemente Yin und Yang halten den Energiefluss in Bewegung. Die beiden gegensätzlichen Kräfte erzeugen Harmonie und Wohlbefinden, wenn sie im Zustand der Balance sind. Man kann dies mit dem Wechsel von Ruhe und Aktivität vergleichen, der in einem ausgewogenen Verhältnis optimale Wellness garantiert. Für die Gestaltung mit Feng-Shui bedeutet dies, dass man etwa sowohl schattige (Yin) als auch sonnige (Yang) Bereiche anlegt. Unausgewogenheit verlangt nach Ausgleich. So kann man schattige Gärten mit weißer Farbe und Pastelltönen anreichern, damit mehr Licht reflektiert wird. In einem Sonnengarten legt man eine Pergola an, um sich in den Schatten zurückziehen zu können.

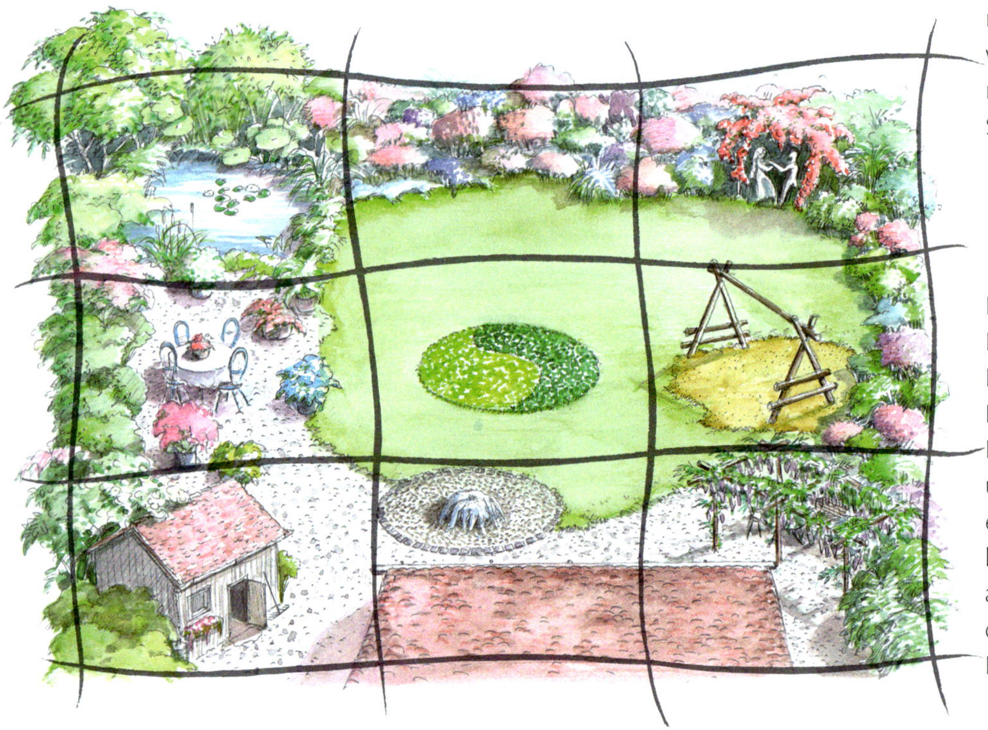

Die fünf Elemente

Neben dem Bagua, dem Spiegel des Lebens, beeinflussen verschiedene Formen der Energie die Harmonie. Es gibt fünf dieser so genannten Elemente: **Holz**, **Feuer**, **Erde**, **Metall** und **Wasser**. Sie stehen in einem engen Beziehungsgeflecht, das sich logisch aus den Naturphänomenen ableiten lässt. Bedenken Sie etwa, dass beispielsweise das Feuer von Holz genährt wird, Wasser es dage-

Shui

gen löscht. Zugleich sind die Elemente, die immer ausgewogen vorhanden sein sollten, bestimmten Farben, Jahreszeiten, Himmelsrichtungen und Ereignissen beziehungsweise Eigenschaften zugeordnet. Das Chi ist ausgeglichen, wenn die Energie gleichmäßig von einem Element zum anderen fließen kann. Ist der Kreislauf gestört, führt er nach der fernöstlichen Lebensweisheit zu Störungen, Problemen und Krankheit.

Die **Erde** ist das Element der Mitte. Erdige Farben sind Gelb, Orange und Braun. Fruchtbarkeit zählt zu den bedeutenden Eigenschaften. Flache Formen sind typisch.

Das Element des Frühlings, der Entstehung und des Aufstrebens ist **Holz**. Ihm werden der Osten als Himmelsrichtung und Grün als Farbe zugeordnet. Stärke, Elastizität und Verwurzelung gehen mit dem Element einher.

Sommer und Süden, Hitze und Trockenheit sind charakteristisch für **Feuer**. Spitze Formen und Rottöne stehen stellvertretend für das Element, das von Wachstum geprägt ist.

Metall verknüpft man mit Weiß, Silber und Gold. Das Element wird mit dem Herbst und Westen verbunden. So steht es auch für Ernte, aber auch für Härte und Schneidendes.

Das fünfte Element, **Wasser**, wird dem Winter als Jahreszeit und dem Norden zugeordnet. Stellt man sich Wasser vor, so ergeben sich die Eigenschaften aus den Assoziationen: Wellen und unregelmäßige Formen, Dunkelblau und Schwarz, fließend, nass und kühl.

Reichtum	Ruhm	Partnerschaft
Familie	Tai Chi	Kinder
Wissen	Karriere	Hilfreiche Freunde

Im Bagua wird die Grundfläche in neun verschiedene Bereiche aufgeteilt. Das Schema legt man über den Gartenplan, um die Gartenräume entsprechend den Themen zu gestalten.

Die fernöstliche Lehre stellt ein komplexes Gefüge dar, das den Menschen mit seinem Lebensraum verknüpft. Daher kann an dieser Stelle nur das Grundprinzip erläutert werden. Wenn man einen Wellness-Garten oder kleinere Wohlfühlecken anlegt, macht es Sinn, sich genauer mit den Inhalten des Feng-Shui zu beschäftigen, weil man auf diesem Wege die Grundlagen der Harmonie entdeckt und bewusster auf die Feinheiten und Details der Gestaltung achtet. Einige Beispiele und Anregungen finden Sie auf den nächsten Seiten.

Feng-Shui als Quelle der Kraft

Natürlich kann man auch unsere westlichen Lehren der Harmonie, wie die Farbenlehre, in die Betrachtungen einfließen lassen. Entscheidend ist, dass man über die Gesamtanlage und die Details nicht nur nach persönlichen Vorlieben entscheidet, sondern sie aus einer neutralen, beobachtenden Position auswählt. So trainiert man die Konzentration auf das Wesentliche und legt Oberflächlichkeiten ab. Im Garten entstehen Ruhe und eine Atmosphäre, aus der man Kraft für den Alltag schöpft, weil sich am Ende die Empfindungen besser entfalten können.

Harmonie

Feng-Shui in der Gartengestaltung

Wenn man einen Garten nach den Prinzipien des auf der vorigen Doppelseite beschriebenen Feng-Shui gestaltet, so heißt dies nicht, dass er zwangsläufig einen asiatisch geprägten Charakter bekommt. Weder die Pflanzen noch die Accessoires und Möbel müssen dem asiatischen Flair entsprechen. Romantische Puttos und klassische Terrakottatöpfe können ebenso verwendet werden wie Teakholzmöbel, heimische Pflanzen und historische Rosen. Der Unterschied zum normalen Garten besteht vielmehr darin, dass man die Ideen mit Hilfe des Baguas und der fünf Elemente entwickelt und hinterfragt. Sehen Sie Feng-Shui als eine Hilfestellung an, mit der sie Problemzonen in den Griff bekommen. Manchmal erhält man auch nur einen Anstoß, um in einem vernachlässigten oder langweiligen Bereich doch eine Gestaltung mit Wasser oder einigen Figuren in Angriff zu nehmen.

Neue Ideen zum Gestalten

Wer sich mit Hilfe weiterführender Literatur in das Thema einarbeitet, wird bald jede Menge Entscheidungshilfen bekommen. Im Bereich der Partnerschaft beispielsweise hat vielleicht schon immer ein einzelner Stuhl gestanden, ohne dass Sie darüber nachgedacht haben. Aber er hat immer etwas verloren gewirkt.

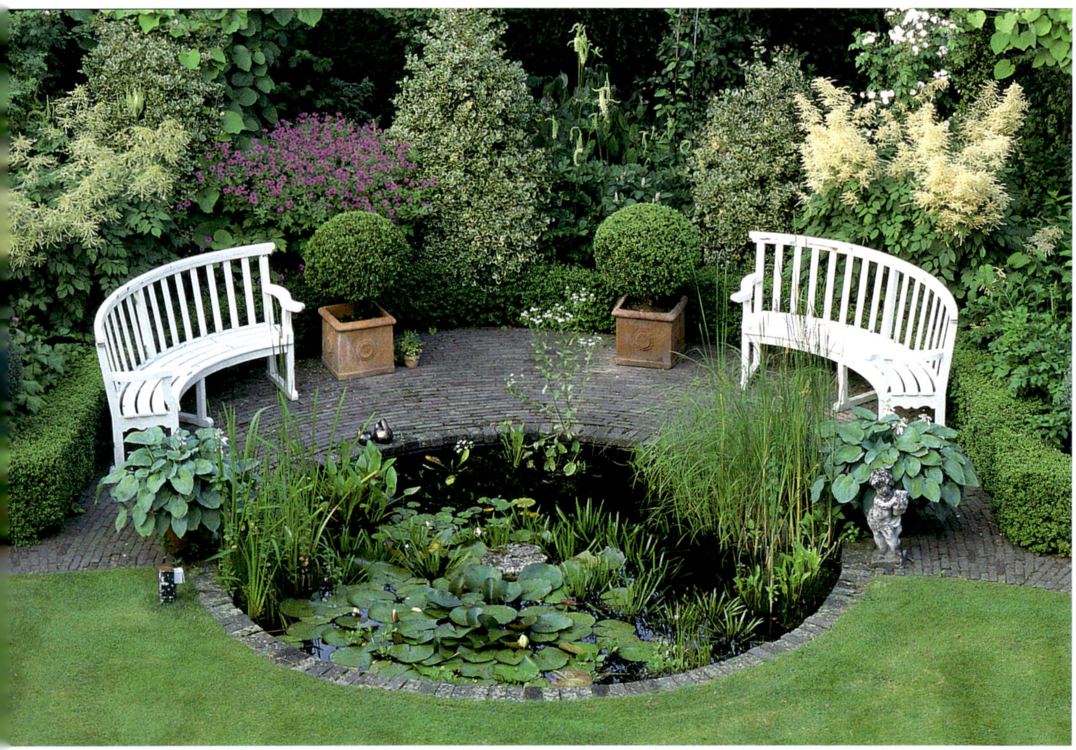

Eine Liebesecke lebt durch solch ein Duett. Die runden Bänke im Rund des Teiches unterstreichen die Harmonie.

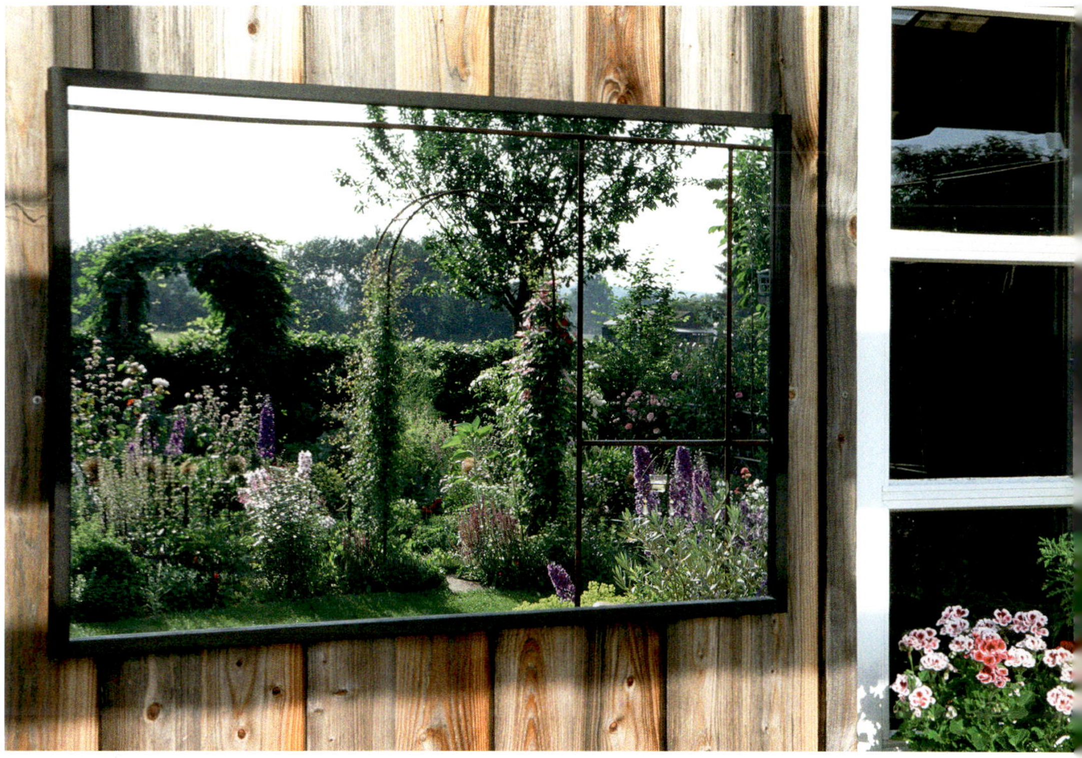

Der Spiegel macht es möglich, dass man den Garten aus einer neuen Perspektive betrachtet und Wände lebendig werden.

Mit Hilfe des Feng-Shui sehen Sie diese Gestaltung anders: Das partnerschaftliche Element fehlt. Nun können Sie die Lösung darin sehen, dass sie einen zweiten Stuhl aufstellen oder sogar eine Bank. Sie könnten aber auch dieses Element dadurch verdeutlichen, dass sie rechts und links des Stuhles zwei gleiche Töpfe aufstellen, die im Wechsel der Jahreszeiten bepflanzt werden.

Die Zone des Reichtums kam im Winter nie recht zur Geltung, weil die vorhandenen Sträucher im Winter kahl sind. Sie bewerten die Situation neu und ergänzen die Pflanzung mit einer Zaubernuss, die ihre Blüten im Winter öffnet. Nun werden Sie ganz gewiss auch im Winter öfter bis in diese Ecke gehen, um die filigranen Blüten zu bewundern und ihren feinen Duft zu erschnuppern.

Von solchen Maßnahmen werden Sie zwar weder reich noch können zwei Blumentöpfe die Ehe retten. Aber gewiss werden Sie sich Gedanken machen und sich bemühen, Glück und Harmonie zu säen. Vielleicht haben Sie sich gefragt, wie Sie mit dem Schema des Baguas umgehen sollen, wenn Ihr Gartengrundstück nicht viereckig, sondern L-förmig angelegt ist. Dann muss man sehen, inwiefern man das Umfeld zumindest optisch einbinden kann oder durch geschickte Gestaltung eine ausgewogene Situation entsteht. Vor einer Holzwand hängt man wie im Bild oben einen Spiegel auf. Oder man malt ein Trompe-l'oeil an die Garagenwand. Diese Details verleihen dem Garten Raffinesse.

Liebevolle De

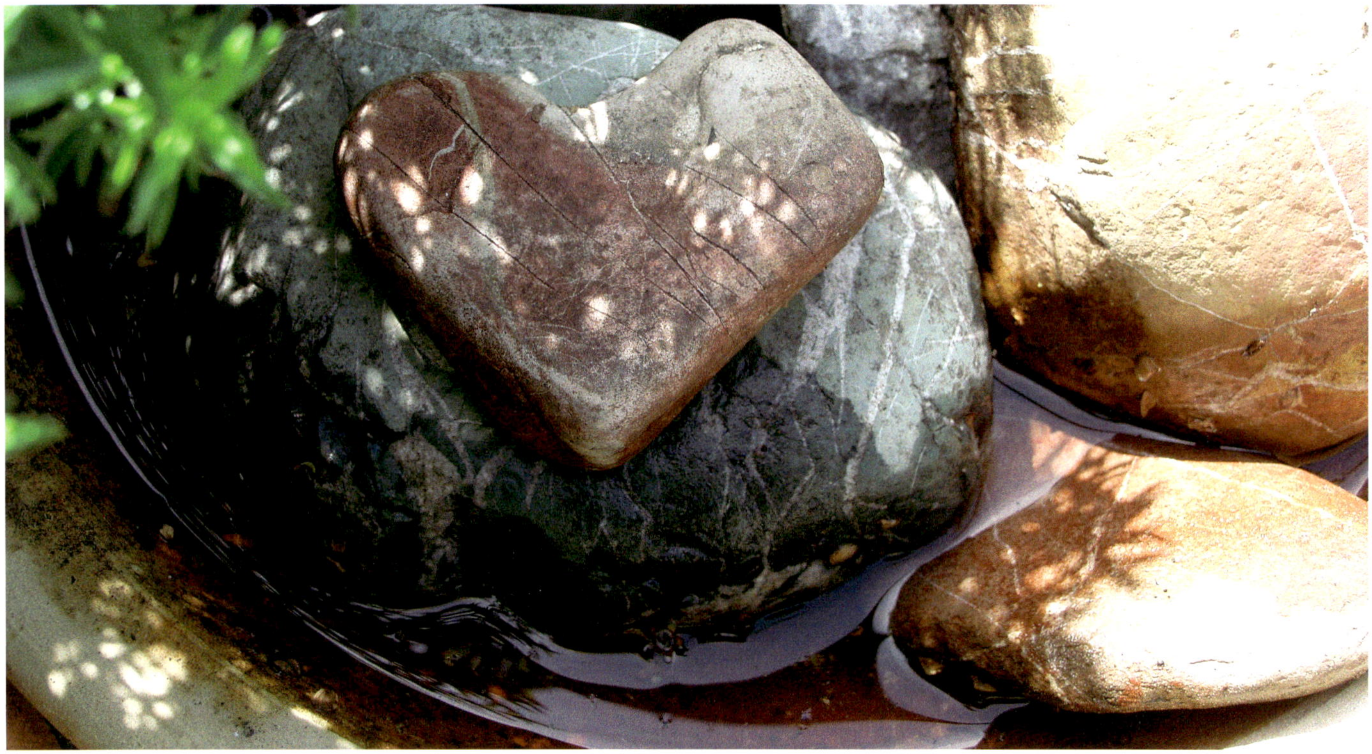

Herzlichkeit am Wegesrand: Die Steine laden zum Verweilen ein und wecken im Alltag liebe Erinnerungen – en passant.

Die Harmonie der Gestaltungen nach der asiatischen Gestaltungslehre Feng-Shui spiegelt sich nicht nur in der Gesamtanlage wider, sondern auch in den Details, mit denen man den Garten dekoriert. So bietet es sich an, gezielt Plätze für kleine Arrangements zu schaffen. In einem Beet, wo eine Lücke entstanden ist, kann man die wunderschönen Muscheln auslegen, die man im vergangenen Urlaub am Strand gesammelt hat. Ein solches Souvenir erfüllt hier voll und ganz seine Funktion, denn es entführt die Gedanken ans Meer und weckt die Erinnerung an die wunderschönen Wochen.

Vielleicht steht Ihnen der Sinn auch nicht nach dem Urlaub, sondern Sie wünschen sich einen Traumfänger im Garten. Dann stellen Sie eine flache, mit Wasser gefüllte Schale in die

tails

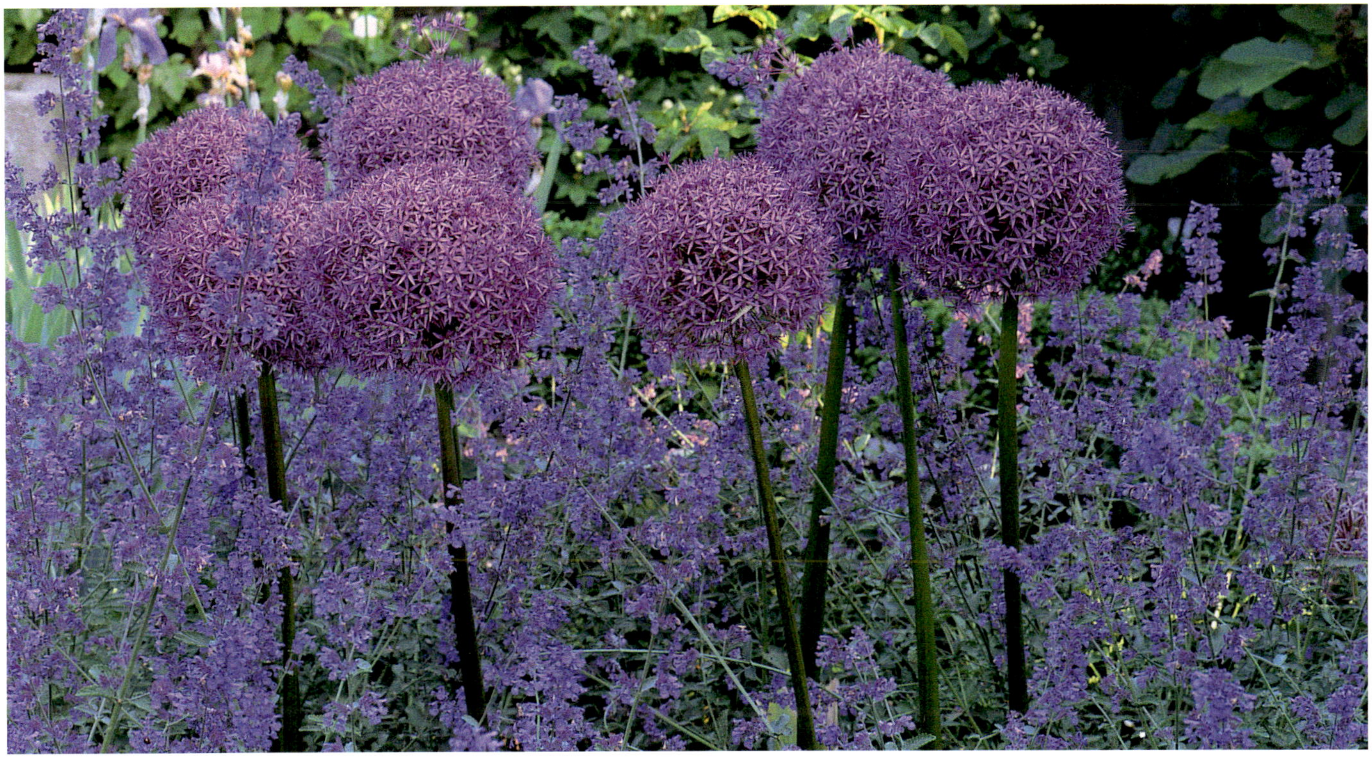

Zierlauch setzt mit seinen Blütenbällen Akzente, zugleich verstärkt die Katzenminze in harmonischer Weise das Violett.

Lücke, damit sich das Wolkenbild darin spiegeln kann und man den Eindruck des Himmels auf Erden erhält.

Sinnlich kombinieren

Blütenfarben, Blattstrukturen, Wuchsformen und die Zeit des Blütenhöhepunktes müssen miteinander im Einklang stehen, damit eine Pflanzengruppe Wohlgefallen auslöst. Dabei sollte man nicht nur auf die Übereinstimmung setzen, sondern darauf achten, dass sich Gegensätze ergänzen. Kleinblumige lockere Blütenstände werden durch kompakte große Blüten ergänzt. Eine Gruppe blau blühender Stauden bekommt durch gelbe Blütentupfer eine pfiffige Note und herzförmige Funkienblätter harmonieren mit feinen Farnwedeln.

Ruhe fi

In der Abgeschiedenheit des Gartens kommt man zur Ruhe

»In der Ruhe liegt die Kraft«, besagt ein Sinnspruch, und es liegt viel Wahrheit in dieser Redewendung. Ruhe bedeutet wenig Stress, sich entspannen und sammeln und dadurch neue Kraft schöpfen können. Im Wellness-Garten sorgen Ruheinseln für Qualität. Wenn in diesem Kapitel nun von Ruhe die Rede ist, wollen wir zunächst genauer analysieren, was damit in unserem Zusammenhang genau gemeint ist. Zum einen bezieht sich der Begriff auf den Geräuschpegel des Umfeldes, zum anderen auf die optische und gefühlte Harmonie, die von der Umgebung ausgeht. Jede Art von Tönen, ganz gleich, ob angenehme Klänge oder unangenehmer Krach, werden von einem intakten Hörsinn unbewusst und ganz automatisch wahrgenommen und verarbeitet. Das Gehör ist für den Menschen eine Art Alarmanlage, die sich nicht so leicht abschalten lässt. Die Augen kann man mit Hilfe der Lider schließen, die Ohren aber muss man mit den Händen zuhalten, und auch dann ist der Lärm meist nur gedämpft. Durch unangenehme, andauernde Geräusche macht sich Stress breit. Es ist also wichtig, dass man im Wellness-Garten möglichst wenig unangenehme Geräusche wahrnimmt. Ruhe entspringt zugleich einer perfekten Harmonie der Umgebung. Ausgeglichene Farbgestaltungen können diese Harmonie ebenso in Szene setzen wie ein großer runder Findling oder ein ebenmäßig gewachsener Baum mit einer wunderschönen Sillhouette.

Eine besondere Bedeutung für die Ruhe im Wellness-Garten hat das Element Wasser. Wasser an sich erzeugt Harmonie, ob als Fläche, Brunnen oder Bachlauf, und es kann zugleich eine angenehme Geräuschkulisse bilden, die mitunter Lärm übertönen und ausblenden kann.

Ruhe finden

Ruhe zu finden bedeutet, dass man sich jedes Mal wieder selbst aktiv auf die Suche danach begibt. Der ganze Körper sollte zur Ruhe kommen können, wenn man sich auf den Weg in den Wellness-Garten macht. Hilfsmittel hierfür sind kleine persönliche Rituale. Ziehen Sie sich etwas Bequemes an, zum Beispiel Ihr Lieblings-T-Shirt oder eine legere Hose. Eine Tasse Tee stimmt ebenso auf die Entspannung ein wie der helle Klang eines Glöckchens, das an der Terrasse hängt. Es gehört außerdem zur Vorbereitung, dass man sich von seiner Umgebung eine Auszeit nimmt. Stellen Sie den Anrufbeantworter an und sagen Sie ganz bewusst: »Ich möchte für die nächste halbe Stunde nicht gestört werden.« Auch der Weg zur Ruheinsel kann der Einstimmung dienen. Gedanken und Sorgen verschwinden, wenn man sich von der Schönheit und Harmonie der Bepflanzung einfangen und entführen lässt.

nden

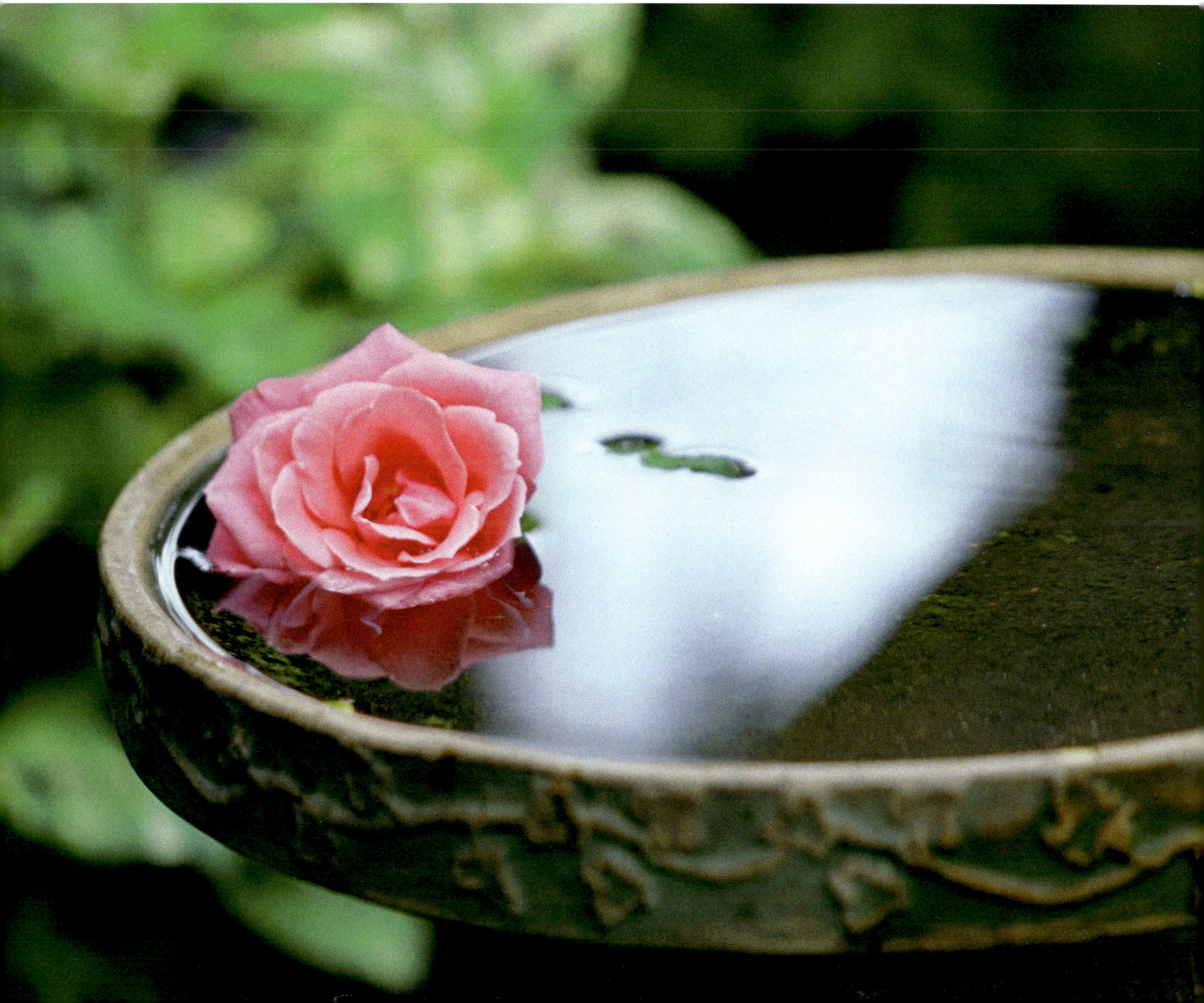

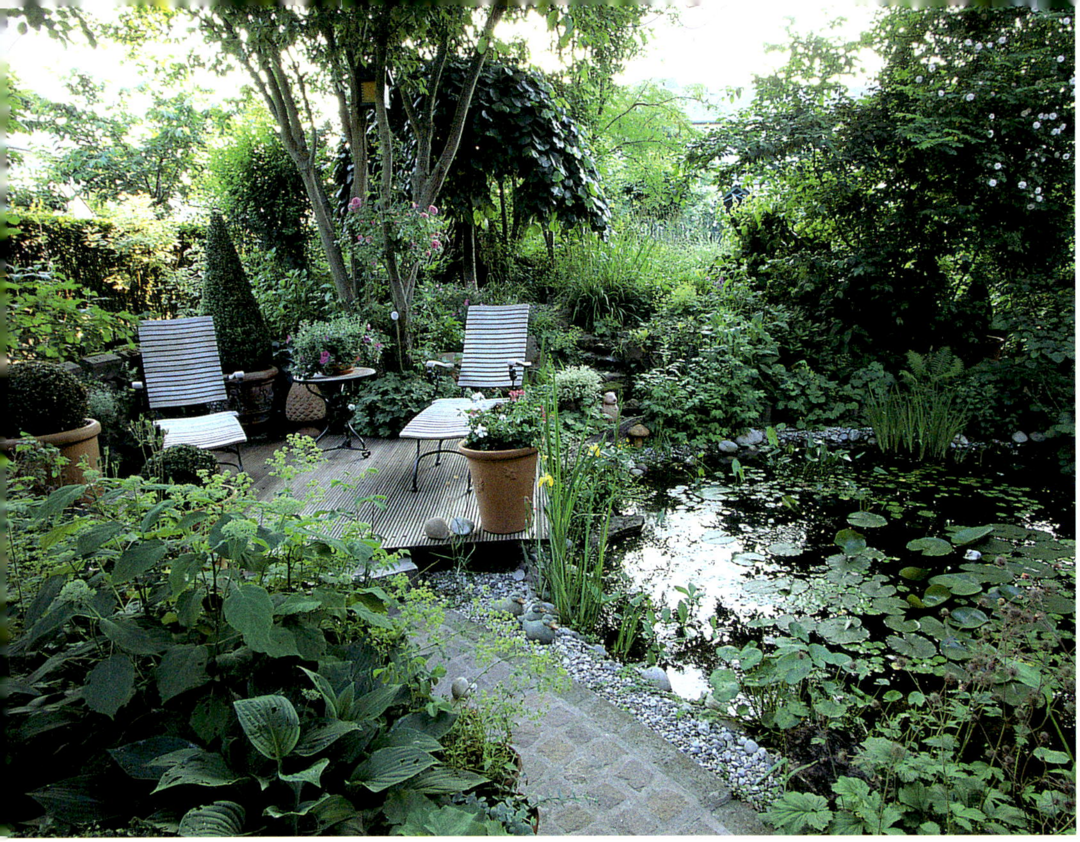

Der Gartenteich versteckt sich zwischen den Gehölzen und sorgt für eine angenehme, ruhige Atmosphäre.

Ein geringer Geräuschpegel ist die Voraussetzung für einen idealen Platz zum Entspannen und Genießen. Dies bedeutet für die Lage von Ruheoasen, dass sie nicht zu nahe am Haus angelegt werden sollten, weil man dort vom Alltag rasch eingeholt wird. Auch die Ränder des Gartens eignen sich nur dann, wenn sie nicht einsehbar sind und Nachbarn oder Straßengeräusche die Ruhe nicht beeinträchtigen. Außerdem sollten Sie Ruheinseln versteckt platzieren, sodass diese sich nicht gleich beim ersten Blick in den Garten erschließen.
Neben einem perfekten Rahmen sollte ein optimaler Ruheplatz einen schönen Ausblick mit Gartenbildern bieten, die Harmonie ausstrahlen. Diese überträgt sich auf die Atmosphäre und beruhigt den Menschen.

Der schützende Hintergrund

Vermittelt der Rahmen einer Wellness-Oase Geborgenheit, so macht sich automatisch auch Ruhe breit. Ideen für dichte Hecken und schützende Zäune finden Sie ab Seite 22. Wenn die Umgebung von störenden Geräuschen geprägt ist, sollte man den Rahmen so gestalten, dass er auch vor Lärm schützt. Bilden Hecken den Rahmen, ist es wichtig, dass das Astwerk bereits von unten dicht verzweigt ist. Dies erreicht man durch häufigen Schnitt beim Aufbau der Hecke. Außerdem sollte die ausgewählte Baumart von Natur aus dicht belaubt sein, wie beispielsweise Feldahorn und Buche.
Bei einem baulichen Rahmen bieten Mauern den besten Lärmschutz, da massive Steine eine gute Dämmwirkung besitzen. Sie ist deutlich besser als bei einem Lamellenzaun aus Holz.

Die Harmonie des Ausblicks

Runde Formen und sanfte Farben strahlen Harmonie aus und schaffen eine wohltuende Atmosphäre. Dieser Aspekt ist von großer Bedeutung, wenn man die Umgebung der Ruheinsel gestaltet. Achten Sie darauf, dass die Gartenbilder, die Sie von Ihrer Wellness-Oase aus erblicken, Ruhe ausstrahlen. Eine besondere Bedeutung übernehmen dabei Wasserflächen. Mehr dazu ab Seite 52.

Die Kunst, Störendes zu vermeiden

Um alle Störfaktoren vollständig wahrzunehmen, begibt man sich am besten zu seiner geplanten Ruheinsel und sieht sich genau um, ehe man diese gestaltet. Nehmen Sie sich dazu die vorgesehenen Möbel mit und testen den Ort. Beim Liegen merkt man mit einem Mal, dass man nicht auf die Beete, sondern auf eine schnöde Garagenwand blickt. Oder es macht sich im Sitzen Unruhe breit, weil die umgebenden Büsche so hoch sind, dass man sich eingeengt fühlt. Durch einen solchen Praxistest kann man nun ein Kunstobjekt ins Blickfeld rücken oder die Sträucher niedriger halten, damit man nicht nur die Ruhe, sondern auch die Freiheit und Natur auskosten kann. Störend können ständige Besucher sein. Daher empfiehlt es sich, nur einen schmalen, vielleicht sogar verschlungenen Weg zu seinem Lieblingsplatz anzulegen. Zum einen fällt so die Einstimmung leichter, weil man automatisch langsamer geht, zum anderen wird man seltener gestört. Eine knirschende Kiesdecke verhindert, dass man durch überraschende Besucher unsanft aus seinen Tagträumen geweckt wird.

Geräusche dämpfen

Eine besondere Kunst besteht darin, störenden Lärm durch angenehme Klänge zu dämpfen. Dies funktioniert beispielsweise einfach, wenn man den Rahmen nicht aus Hecken, sondern aus hohen Gräserhorsten gestaltet. Die Blätter von Bambus und Chinaschilf rascheln schon bei leichtem Wind, sodass diese angenehmen Geräusche den Lärm aus der Umgebung übertönen. Auch Windorgeln können den Verdruss an Straßenlärm und Geschwätz mindern. Die sanften Töne, die unterschiedlich lange Metall- oder Bambusröhren an einem solchen Mobile erzeugen, ziehen automatisch die Aufmerksamkeit auf sich und dämpfen störenden Lärm im Hintergrund. Auch Wasserspiele helfen in ähnlicher Weise.

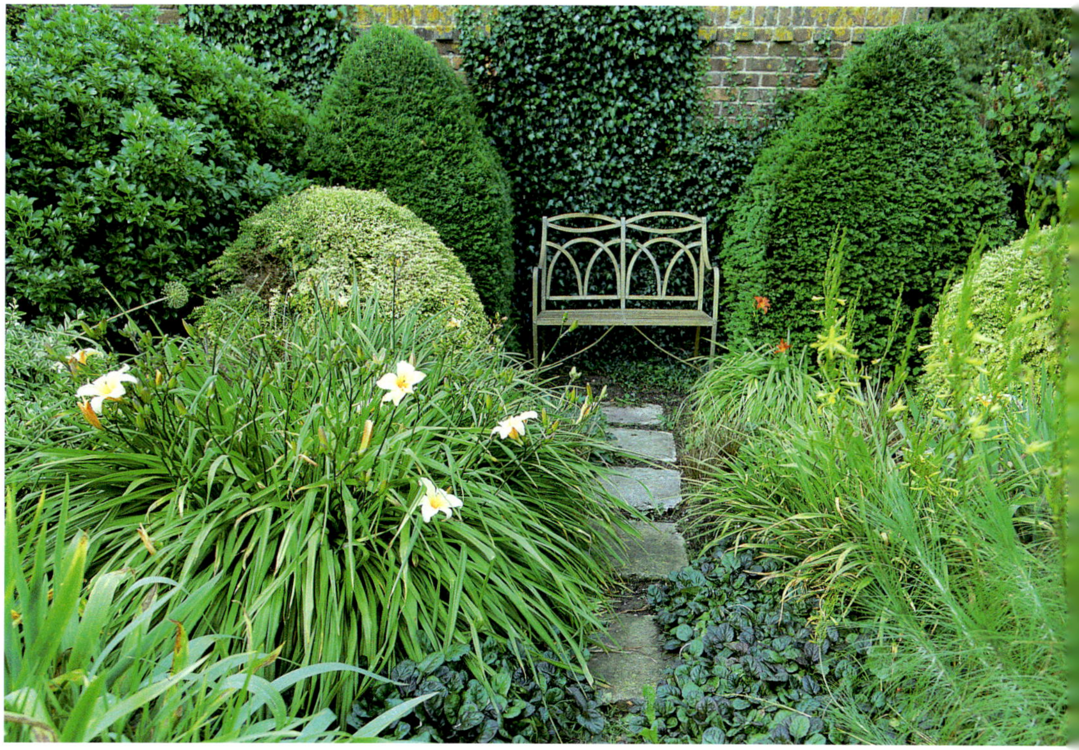

Lauschig umrahmen die Eibenkegel die Gartenbank, die als Endpunkt des Gartenweges vor der Mauer steht.

Ruhepl

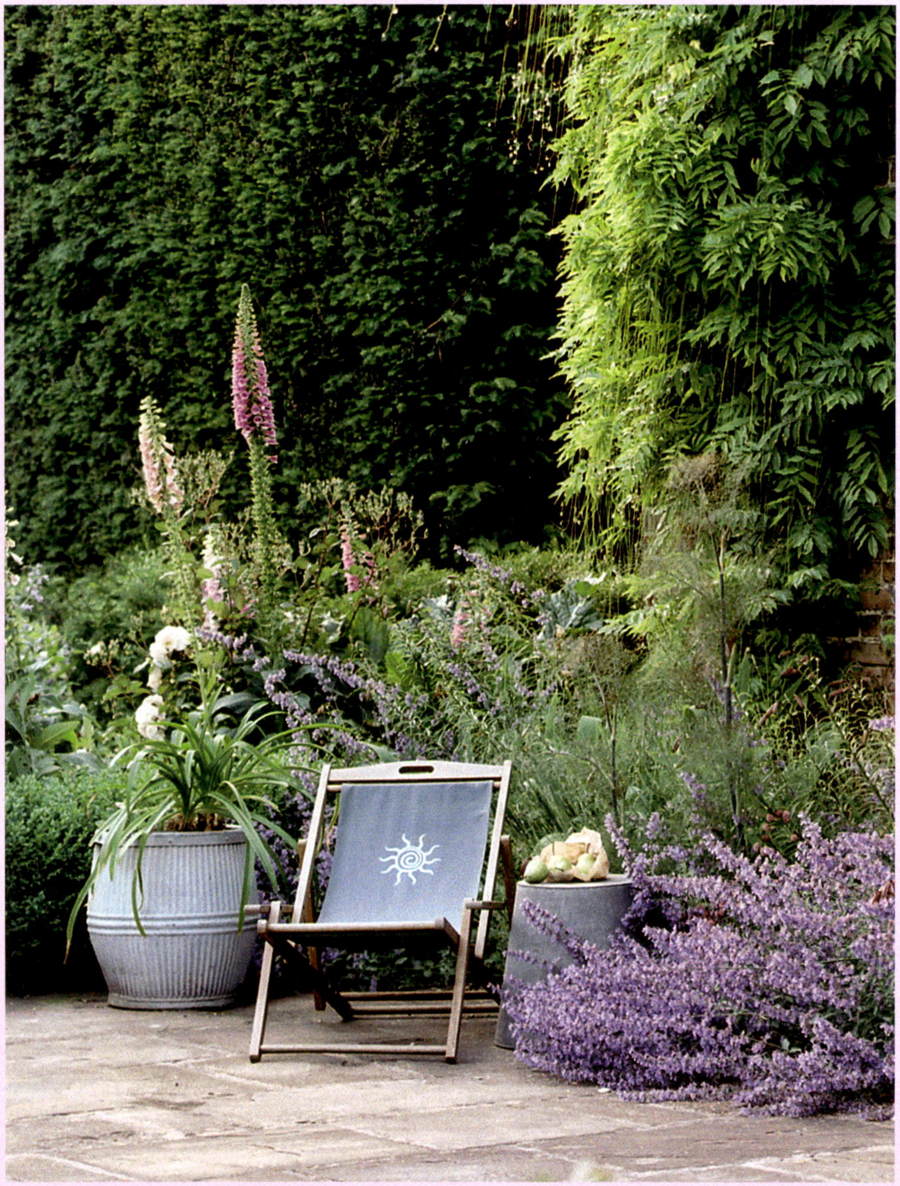

Einfach improvisiert

Jeder Garten hat seine ruhigen Ecken, die man gut bei den Pflegearbeiten entdecken kann. An diesen Stellen kann man sich spontan und ohne großen Aufwand ein Refugium zum Entspannen anlegen, das wirklich wohnlich wirkt. Dabei hilft beispielsweise ein Kübel mit einer exotischen Blütenschönheit. Eine Klappliege oder ein Korbsessel wird einfach danebengestellt, und mit einem umgedrehten Zinkeimer, einer ausgedienten Trittleiter oder einem flachen Findling lässt sich ein Tisch improvisieren, der das Eckchen abrundet. So mancher Ruheplatz, den man vorfindet, wirkt kahl und nichtssagend. Hier muss man etwas Hand anlegen. Eine freundliche Gestaltung entsteht durch sommerliche Dauerblüher wie Färberkamille, Katzenminze (im Bild rechts) oder dekorative Blattschmuck-Schönheiten. Accessoires wie Figuren oder schillernde Glaskugeln beleben das Ambiente.

Für Solisten

Eine Liege bietet sich zum Entspannen besonders an, weil es eine Wohltat ist, die Beine hochzulegen und sich gemütlich zu strecken oder in der Sonne zu aalen. Man sollte allerdings darauf achten, dass die Liege einen schützenden Rahmen erhält. Beispielsweise kann man die Liege neben einer Staudenrabatte so aufstellen, dass man quasi in die Stauden abtaucht. Dabei müssen die Pflanzen nicht höher sein als etwa einen Meter. Da bequeme Liegen meist schwer und unhandlich sind, sollte man Modelle mit Rollen bevorzugen. So bleibt man flexibel und kann im Frühsommer noch ein bisschen Sonne tanken, während die heranwachsenden Gräser immer mehr Sichtschutz bieten, wie im Bild unten links. Zugleich kann man die Rosenblüte in vollen Zügen genießen. Im Hochsommer sucht man eher schattige Plätze auf, zum Beispiel hinter den Hortensien.

In Gesellschaft

Gartenräume, die man in einer größeren Runde nutzen möchte, sollten von vornherein so angelegt werden, dass man geschützt sitzt. Eine raffinierte Möglichkeit besteht darin, die Fläche in einer Art Senkgarten tiefer zu legen. Diesen Bereich befestigt man an den Seiten mit Mauern. Wenn man auf der Mauerkrone ein Beet anlegt, setzt man dort am besten Stauden mit kissen- und teppichartigem Wuchs. Sie überwachsen die Ränder und geben dem Platz eine lauschige Note. Mit einer Pergola als Dach, wie im Bild unten rechts zu sehen, ist das Eckchen perfekt getarnt. Zugleich hat diese Lösung den Vorteil, dass man windgeschützt sitzt. Eine Alternative für einen größeren Ruheplatz mit Dach ergibt sich, wenn man neben dem Gartenhaus eine Pergola anlegt. So wird der Sitzplatz seitlich durch das Haus abgeschirmt und man kann nässeempfindliche Kissen und Decken geschützt im Haus lagern.

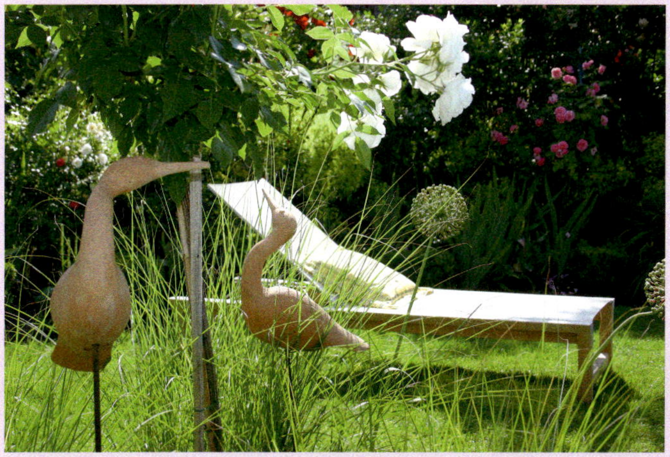

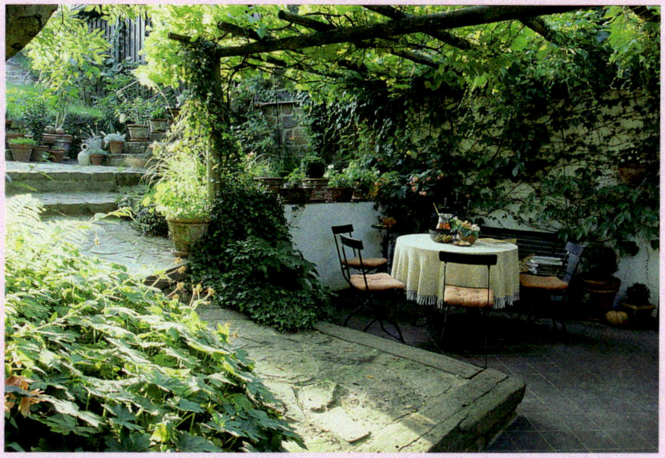

Ruhe finden

Wasser schafft Ruhe

Kaum eine Substanz hat eine so große Bedeutung für das Leben wie das Wasser. Es nimmt sowohl in der Natur als auch für uns Menschen eine absolute Sonderstellung ein. Diese Kraft überträgt sich auch auf die Wirkung des Wassers als Gestaltungselement im Wellness-Garten. Optisch kann uns schon das Bild von Tautropfen an einem Sommermorgen in seinen Bann ziehen und in seiner Harmonie faszinieren. Die leicht gewölbte Form des Tropfens strahlt Perfektion aus, und zugleich spiegelt sich darin die Umgebung, so wie man die Wolkenbilder des Himmels auf einer glatten Teichoberfläche beobachten kann.
Solch größere Wasserflächen werden im Kontrast zu dem Wechselspiel von Strukturen und Farben, Höhen und Formen zu einem echten Ruhepol im Garten. Sitzplätze in der Nähe eines Gartenteiches profitieren von dieser Ruhe und laden daher zum Träumen und Relaxen förmlich ein.

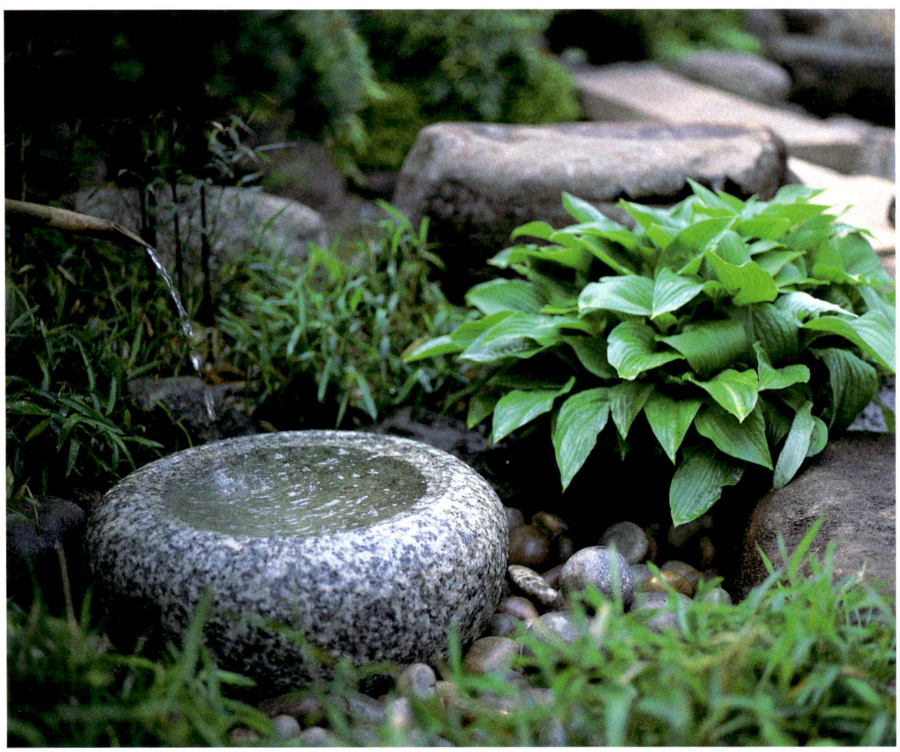

Die Musik des Wassers

Bewegtes Wasser rauscht, plätschert, murmelt oder gurgelt. Die Klänge sind unterschiedlich, aber in ihrem stereotypen Rhythmus beruhigen sie den Menschen wohltuend. Darüber hinaus kann man mit der Musik des Wassers in der Nähe einer Wohlfühlecke unangenehme Umgebungsgeräusche perfekt übertönen und ausblenden.

In feinem Strahl plätschert das Wasser in den kleinen Trog. Störende Geräusche werden dadurch übertönt.

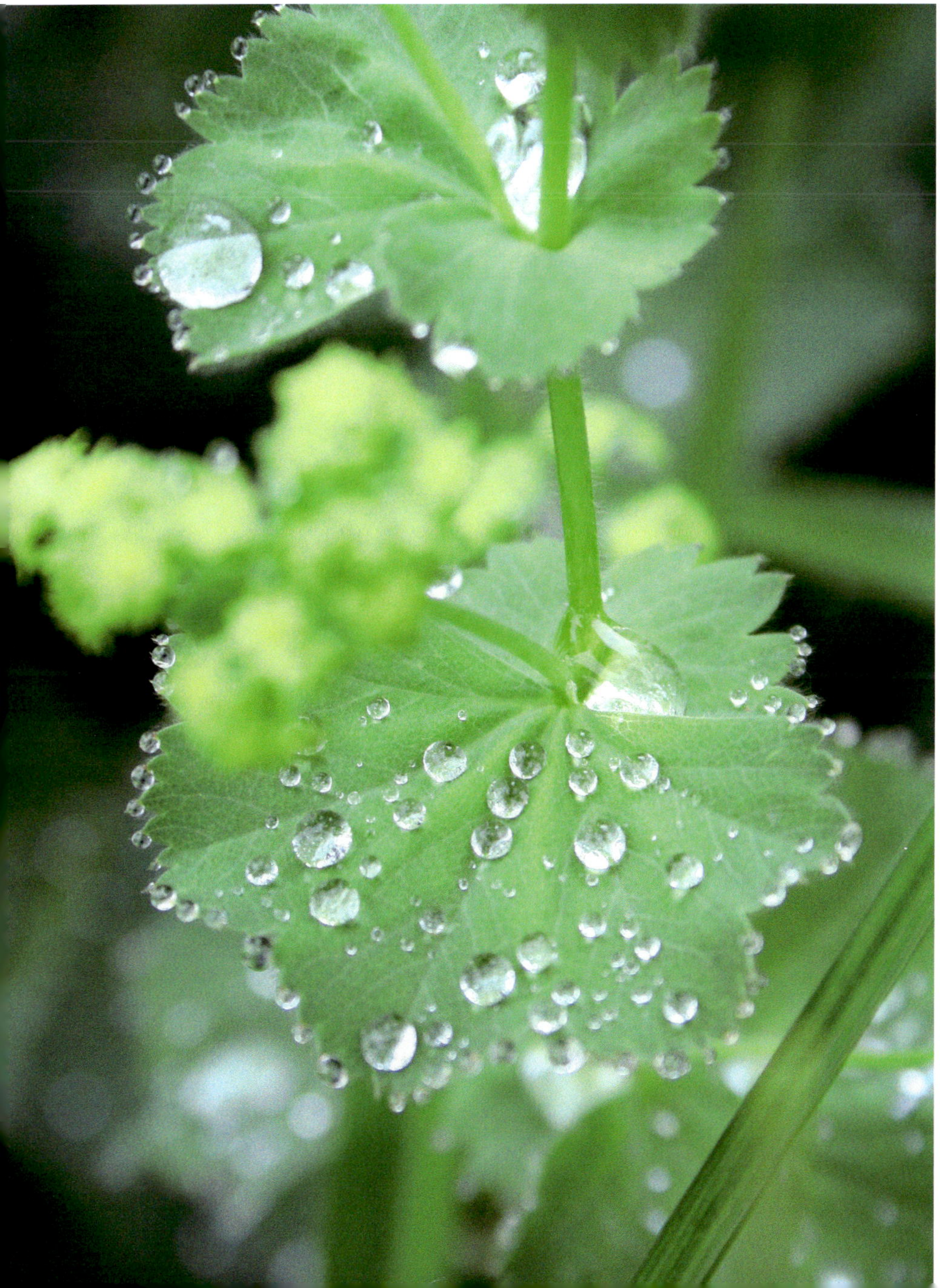

Wasser fasziniert bis ins Detail, etwa wenn sich morgens an den Blättern des Frauenmantels Tautropfen sammeln.

Wasser-

Beruhigende Wasser-Oasen

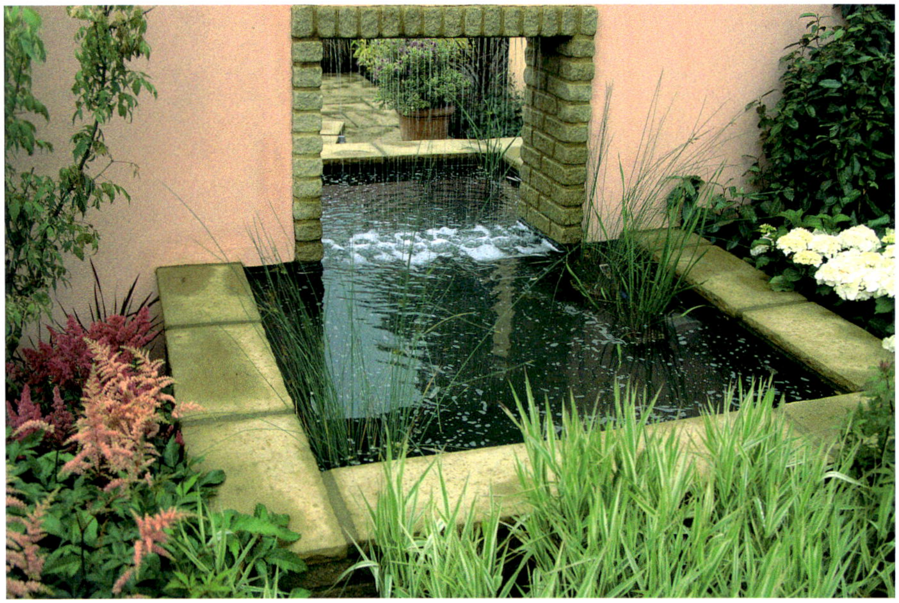

Bewegtes Wasser hat eine besondere Anziehungskraft. Neben der meditativen Wirkung erzeugen Wasserspiele angenehme Geräusche, die den Lärm der Umgebung dämpfen.

Die Melodie der Tropfen

Mit Hilfe von Pumpen, die sich in Schächten geschickt verstecken lassen, kommt Wasser in Bewegung. Wenn es über einen Höhenunterschied aus einem Speier oder einem Überlauf auf die Wasserfläche fällt, entstehen plätschernde Geräusche. Diese Melodie der Tropfen wird durch die Breite des Wasserstrahls und seinen Druck gesteuert. Nun kann man einen einzelnen Wasserstrahl in Szene setzen oder aber mehrere Strahlen neben- oder übereinander angeordnet zu einer Figur verschmelzen lassen. Im Bild links beispielsweise bilden unzählige Wasserstrahlen einen Art Gardine, die zwar für Blicke transparent ist, aber durch ihr gleichmäßiges Plätschern quasi einen akustischen Vorhang bildet. Das Beobachten des bewegten Wassers überträgt die Ruhe auf den Körper und lässt Sie die Alltagshektik vergessen.

Murmeln und Sprudeln

Ein Rauschen entsteht, wenn Wasser durch eine Düse nach oben gedrückt wird. Sprudeldüsen lassen das Wasser mit relativ wenig Druck aufschäumen und erzeugen angenehme Töne. Quillt das Wasser klar und langsam aus einem Stein, so sind die Geräusche sehr sanft und gurgelnd. Diese angenehme Kulisse und die ständige Veränderung der Bilder beruhigt. Jede Form von Wasserspiel sollte über eine Zeitschaltuhr gesteuert werden, denn die Geräuschkulisse kann die Nachtruhe stören.

Spiele

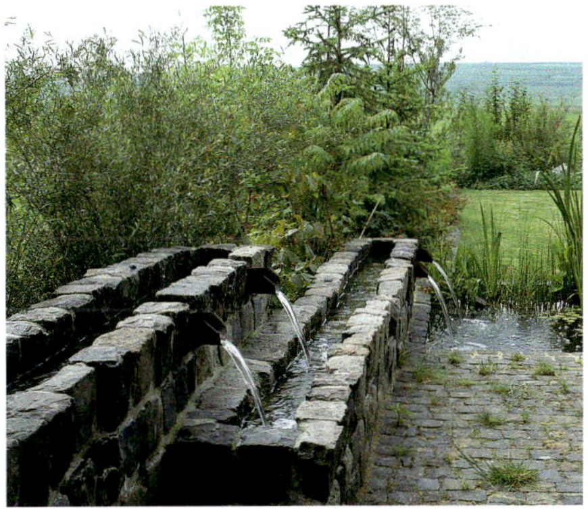

◄ *Überlauf* Die schmalen Wasserrinnen sind terrassenförmig übereinander angeordnet. Aus schmalen Überläufen rinnt das Wasser jeweils in die darunter liegende Rinne und mündet schließlich in einen breiteren Kanal. Diese Idee, bewegtes Wasser in die Gestaltung zu integrieren, unterstreicht die formale Note des Gartens und gibt ihr zugleich ein Prise Lebendigkeit und Spritzigkeit.

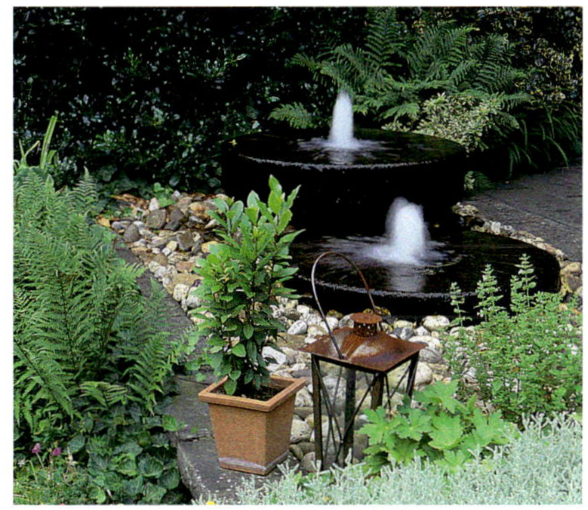

► *Quellstein* Die flach aufeinander gestapelten Platten lenken den Weg des Wassers. Es quillt aus einer Düse unter der oberen Platte und läuft schließlich über die untere Platte in den Gartenteich. Zu der Bewegung des Wassers kommen Spiegelungen hinzu, die für Abwechslung der Bilder sorgen. Neben den beruhigenden Effekten wird das Wasser des Teiches dadurch sanft belüftet.

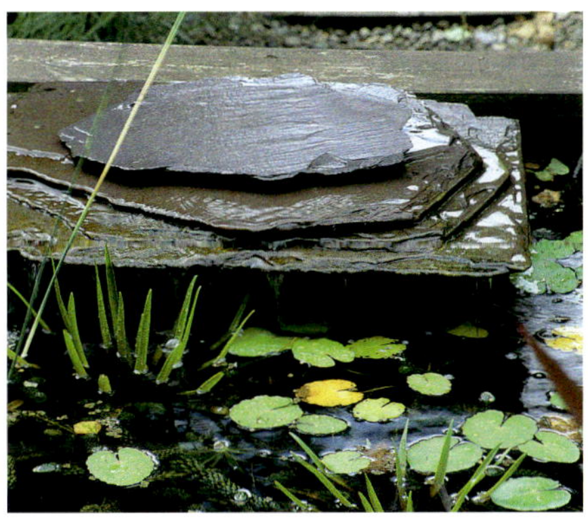

▲ *Sprudelsteine* Ausgediente Mühlsteine werden verwendet, um eine solche Sprudelanlage in den Garten zu integrieren. Die Technik versteckt sich unter dem Kies.

▼ *Wasserspeier* In einem klaren Strahl trifft das Wasser in die Mitte des runden Beckens. So entstehen stets neue Wellenmuster auf der Wasseroberfläche.

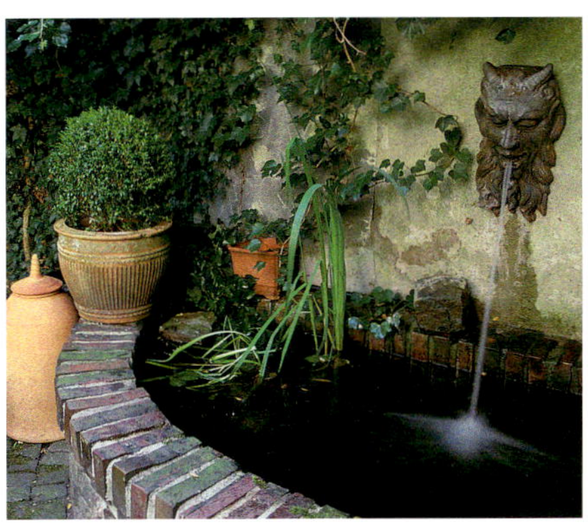

◄ *Brunnen* Der Brunnen im Garten ist zwar keine natürliche Quelle, aber er kann zu einem Kraftspender werden. Sanft tröpfelt das Wasser in den Steintrog, den man nach der Entspannungspause im Wellness-Garten auch zum Anregen verwenden kann. Lassen Sie sich das kühle Wasser über die Hände laufen - und schon werden Sie wieder quicklebendig.

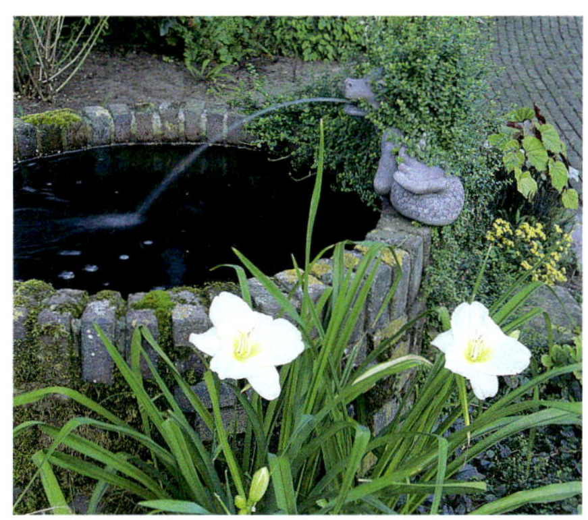

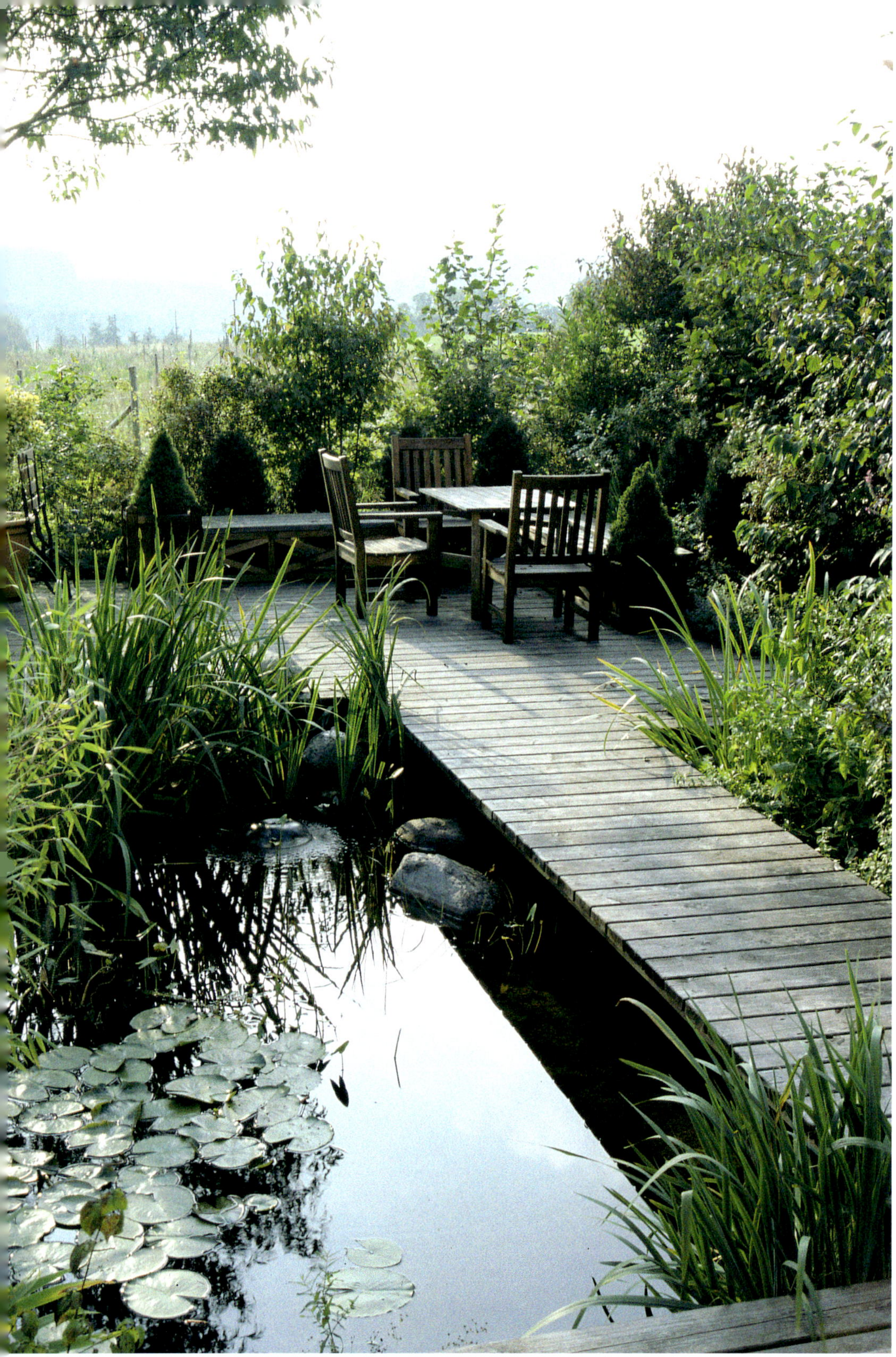

Stehende Wasserflächen verbreiten im Garten sehr viel Ruhe, vor allem, wenn die Wasseroberfläche spiegelglatt ist. Durch das Abbild der ziehenden Wolkenbilder entsteht zwar der Eindruck von Bewegung, doch wirken selbst leichte Kräuselungen durch den Wind noch harmonisch.

Sitzplatz am Wasser

Wasserflächen und Sitzplätze ergeben in der Gartengestaltung eine reizvolle Kombination, weil von dem Medium Wasser eine sehr beruhigende Wirkung ausgeht. Darüber hinaus entsteht an den Sitzplätzen in Wassernähe im Sommer ein angenehmes Kleinklima, da durch die Verdunstung

Ein Holzdeck dient hier als Sitzplatz. Der Steg sorgt für Verbindung zum Garten – und Abstand zum Alltag.

des Wassers die Luft abkühlt und diese ganz leicht in Bewegung kommt. Diese erfrischende Brise ist an heißen Tagen eine Wohltat.

Vielfältige Gestaltungsmöglichkeiten

Für die Kombination von Sitzplätzen und Wasser gibt es viele Möglichkeiten. Die klassische Variante besteht darin, dass man am Gartenteich einen Sitzplatz anlegt. Ein angenehmes Flair entsteht beispielsweise dadurch, dass man ein Holzdeck baut, das über das Ufer ragt. Diese Gestaltung verknüpft perfekt die unregelmäßige Teichform mit einer geometrischen Fläche. An einem kleinen formalen Wasserbecken kann man an einer Seite eine Bank aufstellen oder in regelmäßigen Abständen Stühle platzieren, um die architektonische Gestaltung zu unterstreichen.
Wenn man nun keinen großen Teich anlegen möchte, kann man die Verknüpfung von Wasser und Sitzplatz auch dadurch schaffen, dass man die befestigte Fläche durch eine breite Wasserrinne einfasst. Mit Hilfe eines solchen flachen Beckens lassen sich die Achsen zwischen dem Sitzplatz und anderen Gartenräumen zusätzlich unterstreichen.
Mobile Miniteiche bieten eine flexible Möglichkeit, Wasser an die Terrasse zu bringen. In ausgediente Weinfässer oder Zinkwannen füllt man dazu nicht nur Wasser, sondern setzt auch einige langsam wachsende Wasserpflanzen ein, die dafür sorgen, dass das Wasser belüftet wird und nicht mit der Zeit veralgt.

Reicht der Platz nicht für einen Teich, nimmt man auch eine alte Zinkwanne, um eine Wasserfläche anzulegen.

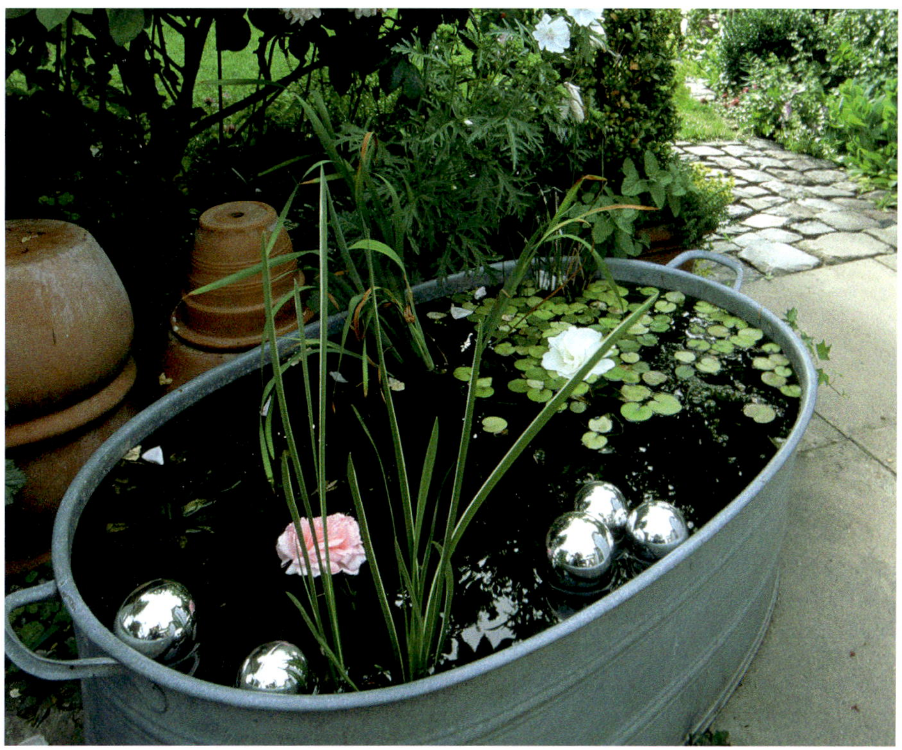

Zum Träumen

Entspannungsinseln zum Träumen

Einen Ruheplatz in Ihrem Wellness-Garten müssen Sie nicht immer wie einen klassischen Sitzplatz anlegen. Eine Blumenwiese beispielsweise bietet mindestens ebenso viel Entspannung wie ein Holzdeck am Gartenteich. Wenn Sie sich in Ihre Wiese legen, werden die hoch aufragenden Gräser und Blumen zum schützenden Rahmen, Ihr Blick gleitet in den Himmel zu den ziehenden Wolkenbildern. Auch ein stattlicher Gartenbaum bietet Halt zum Anlehnen und Beruhigen. Mit Kissen und Decken polstert man sich dort einen Sitzplatz aus, bis er richtig bequem ist. Das Gezwitscher der Vögel, die rieselnden Blütenblätter oder der Ausblick auf eine Blumenrabatte verheißen Ihnen angenehme Träume und eine kurze Auszeit vom Alltagstrott.

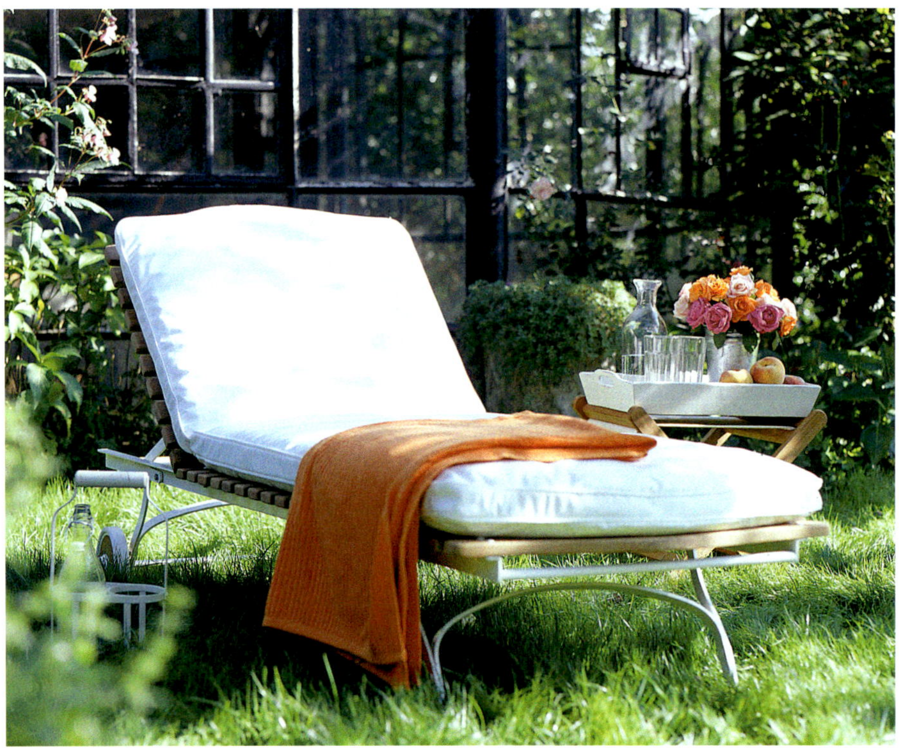

Dem Alltagsstress ade sagen

Bei der Gartengestaltung muss man solche Rückzugsräume einplanen. Eine Wiese kann unter dem Obstbaum angelegt werden und sollte nicht zu nahe am Haus liegen, damit eine gewisse Abgeschiedenheit garantiert ist. Man kann solch eine naturbelassene Entspannungsinsel auch durch einen schmiedeeisernen Zaun bewusst und zugleich dekorativ abgrenzen. Ein Tor darin macht jedes Mal aufs Neue bewusst, dass man nun die Seele baumeln lassen kann.

LINKS: Auf die Klappliege im Halbschatten kann man sich zurückziehen und den Gedanken freien Lauf lassen.

RECHTS: Auch wenn es nicht leicht ist, den Rasen durch eine Blumenwiese zu ersetzen: Das Gefühl, sich hineinzulegen, ist einzigartig.

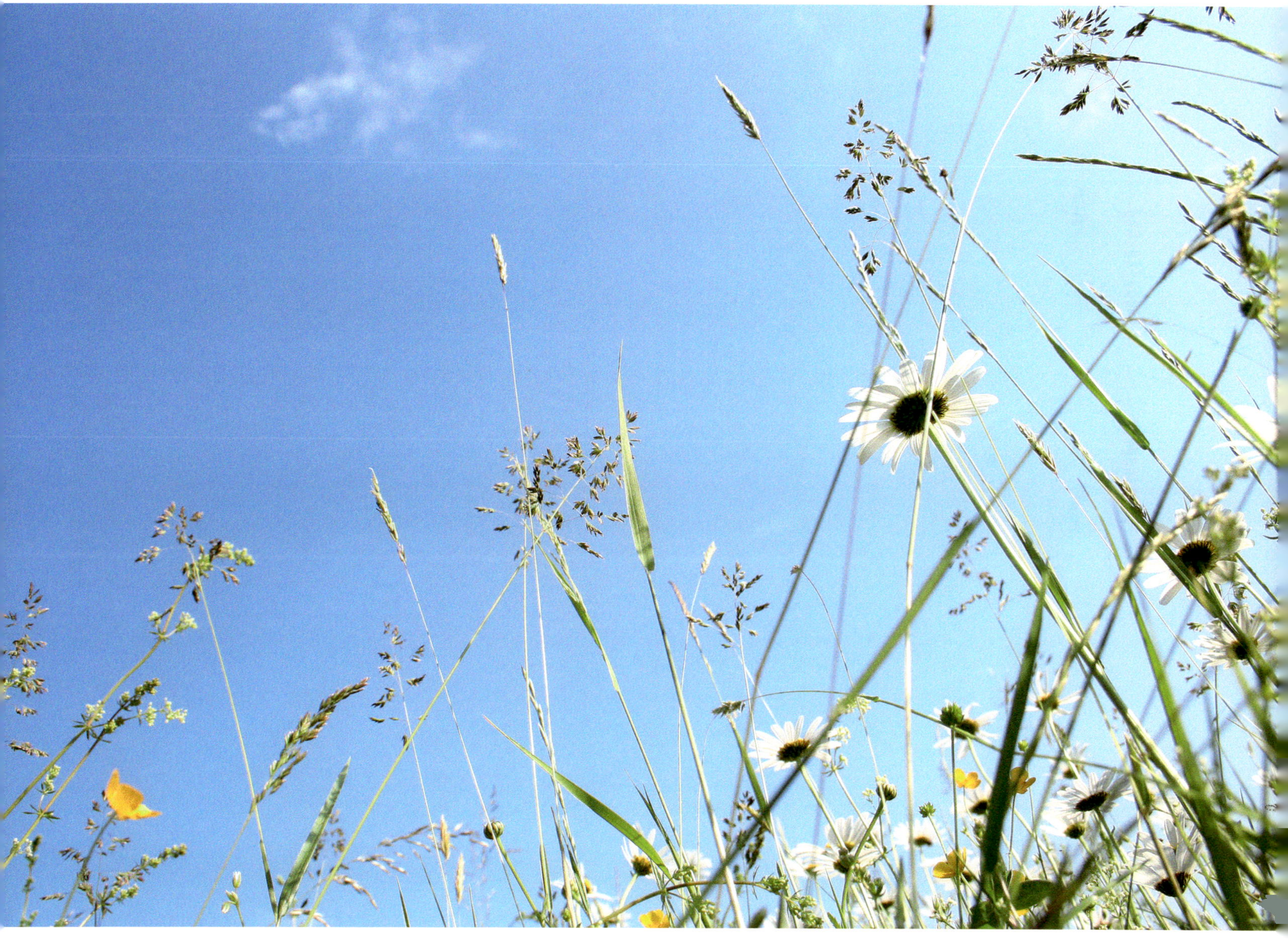

Bequem Rela

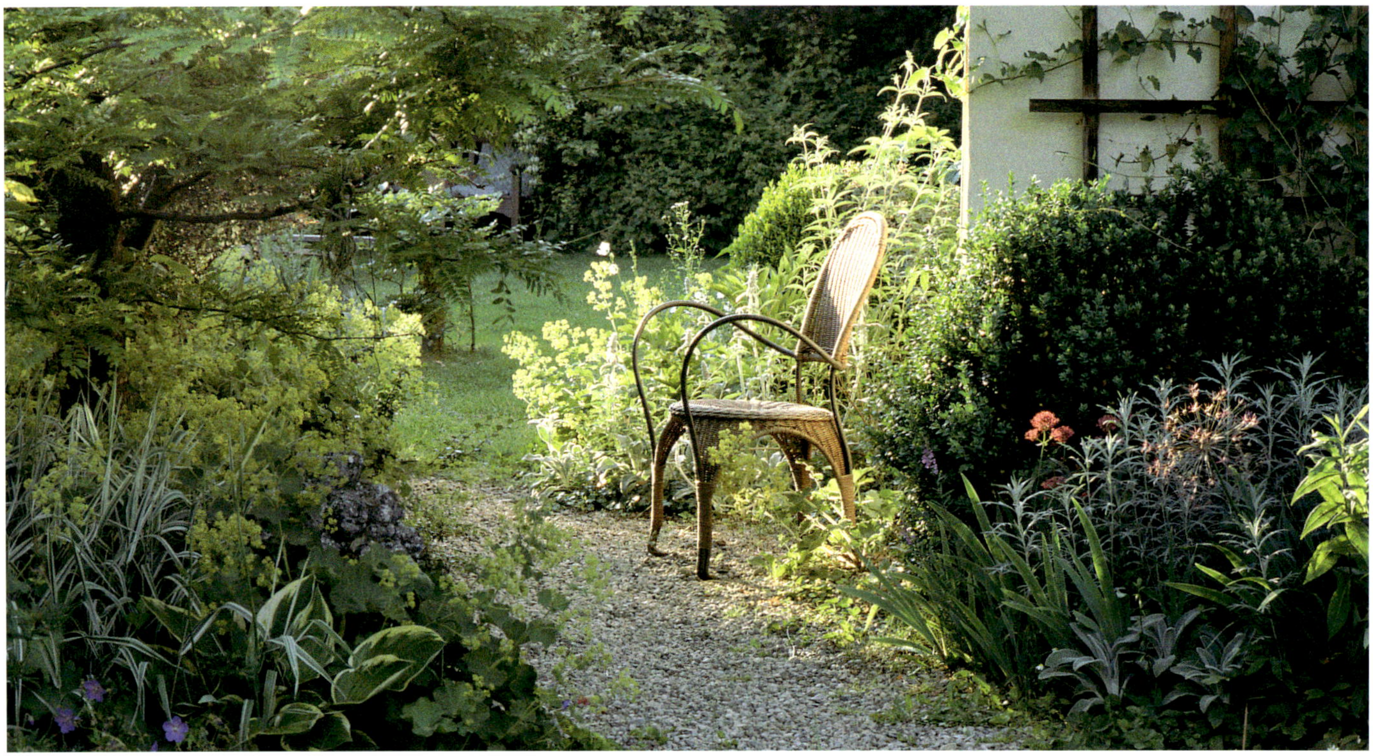

Durch sein geringes Gewicht kann man so einen Korbstuhl bequem durch den Garten tragen, bis man den perfekten Platz gefunden hat.

Die Eckchen, in denen man die Seele baumeln lassen kann, gibt es in jedem Garten. Um sie zu finden, benötigen Sie zwei wichtige Dinge. Zum einen müssen Sie sich Zeit nehmen, um sich auf den Garten einzulassen. Zum anderen braucht man bequeme Möbel. Vor allem der erste Punkt kostet zunächst Überwindung. Denn sich ganz egoistisch Zeit nur für sich nehmen ist oft ungewohnt und ruft bei Partner und/oder Familie Widerstand hervor.

Auf der Suche nach dem Lieblingsplatz

Diese Flucht in die Träume gelingt besonders leicht, wenn man einmal alleine ist, denn dann wird man von Kindern oder dem Partner nicht gestört. Außerdem muss man sich dann für sein Tun nicht rechtfertigen, sondern kann sich einfach entspannen – mal für zehn Minuten und auch mal für eine halbe Stunde. Schon bald werden Sie merken, dass Ihnen die tägliche Auszeit Kraft gibt. Dann haben Sie Ihren eigenen Rhythmus gefunden, und niemand wird Ihnen diese Zeit mit einem Spruch vermiesen können.

In der Morgensonne

Wenn die Familie aus dem Haus ist, kann man die erste Ruhe nutzen und ganz für sich genießen. In der Morgensonne und bei kühler Luft lässt man die Gedanken treiben und macht den Plan für den Tag. Gerade wer morgens schwer in die Gänge kommt, wird bald merken, wie gut es tut, sich auf den eigenen Biorhythmus einzulassen. Die sanfte Morgenstimmung im Garten ist Balsam für die Seele. Suchen Sie sich dazu ruhig eine Ecke mit vielen Blüten und anregenden Farben, damit Sie in Schwung kommen.

Siesta im Schatten

Mittags sucht man sich ein lauschiges Eckchen – vorzugsweise im Schatten. Im Familienleben verlangt diese Pause Konsequenz und klare Vorgaben, damit Sie sich Ihrer Ruhe sicher sein können. Zugleich kann man im Schatten den Vormittag Revue passieren lassen, Schwerpunkte für den Nachmittag finden und einfach wohltuend Kraft schöpfen. Meist reicht es übrigens mittags aus, zehn bis zwanzig Minuten zu pausieren, um den Tag mit ungebrochenem Elan fortzusetzen und in jeder Situation einen kühlen Kopf zu bewahren.

Für die Humboldtstunde

Wenn die Sonne untergeht, kann man im Garten nochmals ausgiebig Relaxen. Man spürt die Anspannung des Tages und sehnt sich nach einem harmonischen Ausklang. Wer einen anstrengenden Bürotag hatte, wird zwar zunächst die Ruhe suchen. Ein Rundgang durch den Garten hilft dabei meist besser, als sich nur hinzusetzen. Ebenso wichtig ist es, sich mit der Familie auszutauschen. Jeder erzählt von seinen Erfolgen und Sorgen, um den Tag angenehm zu beenden. Hierfür kann man den Terrassensitzplatz nutzen. Oder Sie breiten einfach mal eine große Wolldecke für alle auf dem Rasen aus.

BEQUEME MÖBEL ZUM AUSSPANNEN

Einige Materialien und Möbel versprechen besonders gute Erholung. Korbgeflecht erweist sich nicht nur von den Formen her als angenehm, sondern man erlebt dort das Sitzen besonders bequem. Damit die Möbel auch bei jedem Wetter im Freien stehen können, ohne Schaden durch die Witterungseinflüsse zu nehmen, empfehlen sich Modelle aus Hularo®-Faser. Dieses künstliche Material hält Feuchtigkeit und Sonneneinstrahlung Stand, sodass man die Sessel, Sofas oder Liegen getrost im Garten stehen lassen kann. Holz ist zwar ein hartes Material, aber es strahlt durch seine Natürlichkeit auch angenehme Wärme aus. Mit Kissen und Decken werden seine Kanten weich abgepolstert. Grundsätzlich empfiehlt sich für alle Möbel eine längere Sitz- oder Liegeprobe vor dem Kauf.

Meditation

Plätze zum Meditieren

Sich zurückziehen, die Alltagsgedanken vergessen und sich nur auf die Meditation zu konzentrieren gehört zu den perfekten Entspannungsmethoden. Als Ort dafür bietet sich bei schönem Wetter der Garten an. In der natürlichen Umgebung findet man rasch einen Weg aus dem gewohnten Trubel und kann sich über die Schönheit der Natur in die Gedankenübungen zurückziehen.
Vom Ausmaß her müssen die Meditationsplätze nicht besonders groß sein, aber sie sollten Ruhe bieten und in sich geschlossen sein, damit die Ablenkung gering ist. Der Weg zum Meditationsplatz sollte auf den letzten Metern dazu anregen, dass man das Tempo verlangsamt und sich auf die Meditation vorbereitet. Unregelmäßig verlegte Trittsteine helfen dabei. Zusätzlich können Polster aus Römischer Kamille oder Thymian, die bei jedem Schritt duften, dazu beitragen.
Der Eingang in diesen separaten Gartenraum wird schmal gestaltet, etwa so breit wie der Weg, der zu ihm führt. Setzen Sie bereits am Zugang einen Akzent, mit dem Sie sich auf die Übungen einstimmen: Eine Windharfe lässt ihre Melodie erklingen, am Wasserbecken mit dem Schöpfer aus Bambus kann man die Hände waschen oder man stellt einige Töpfe mit Duftgeranien auf, damit man beim Schnuppern des Duftes bewusst atmet und sich keine oberflächliche Routine einstellt.

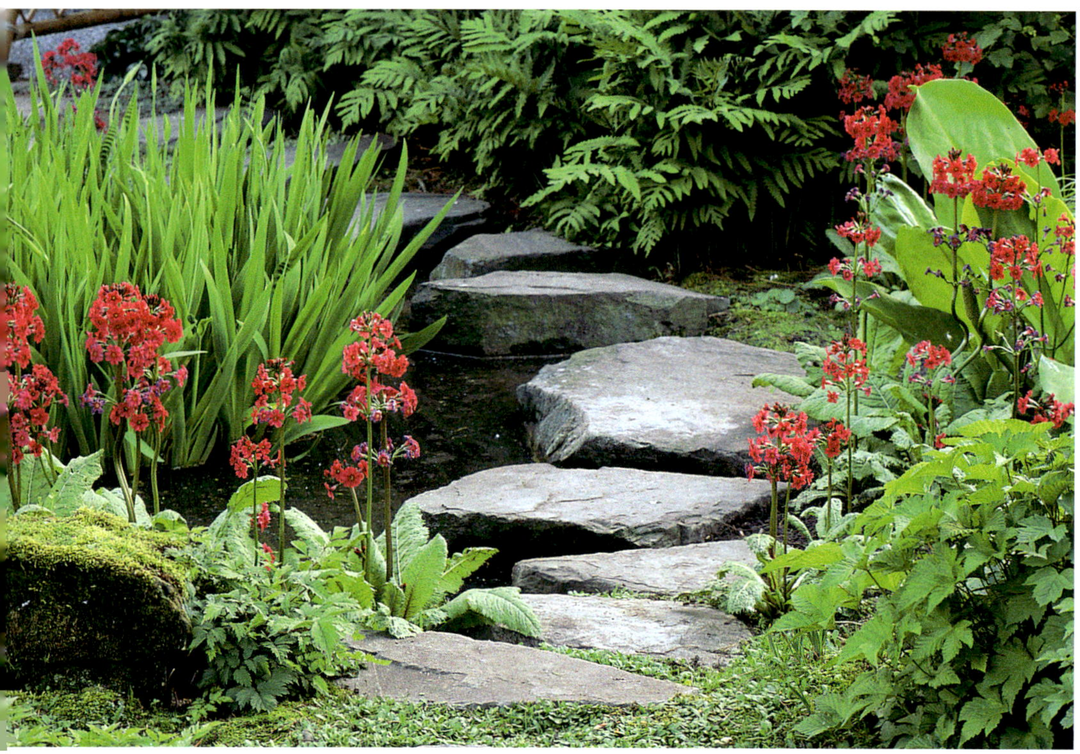

Ein schmaler Pfad aus Natursteinen führt über den Wasserlauf zu Ihrer ganz persönlichen Meditationsecke.

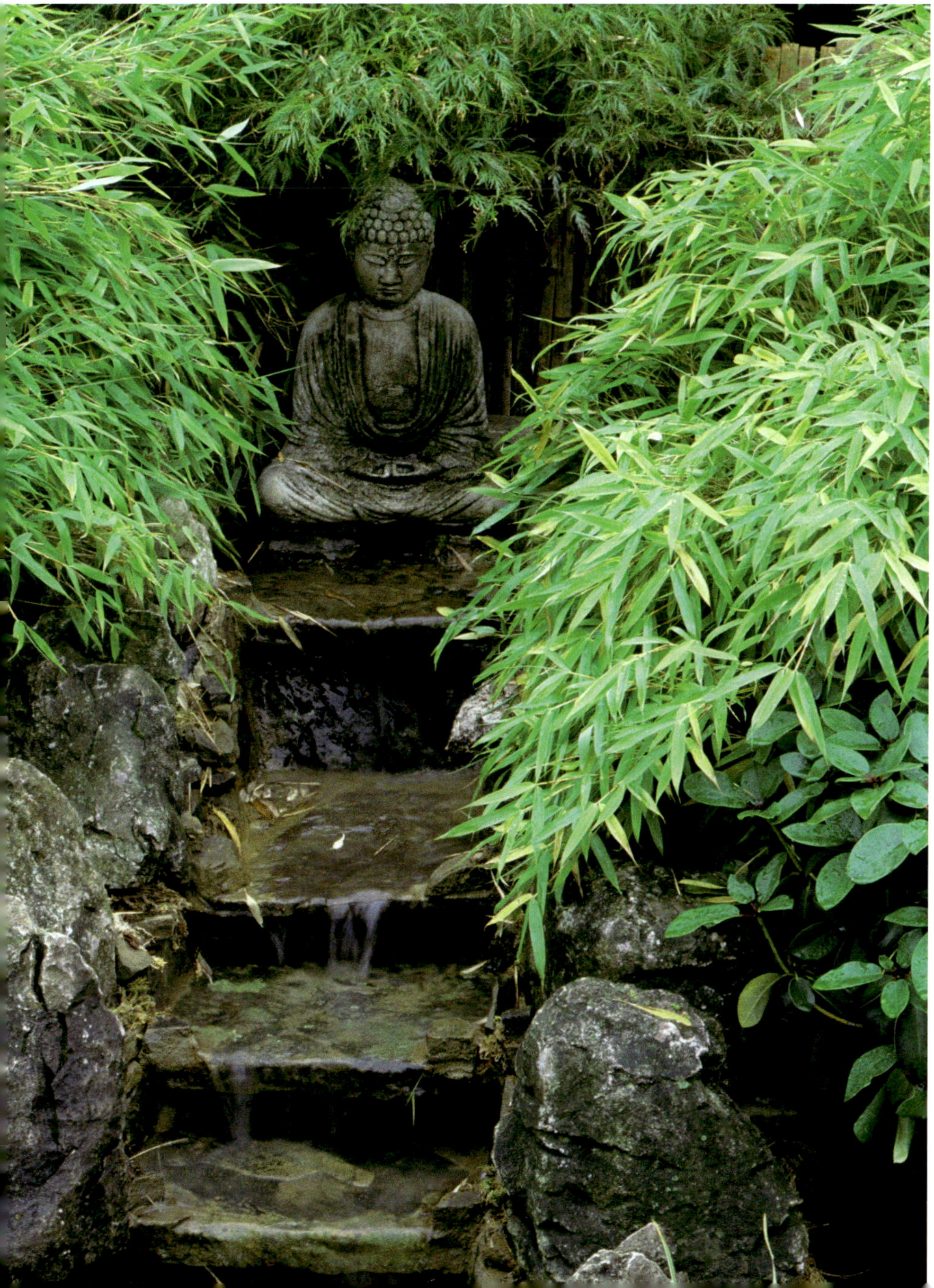

Im Angesicht der asiatischen Statue am Ende der Wassertreppe kann man sich sammeln und Kraft tanken.

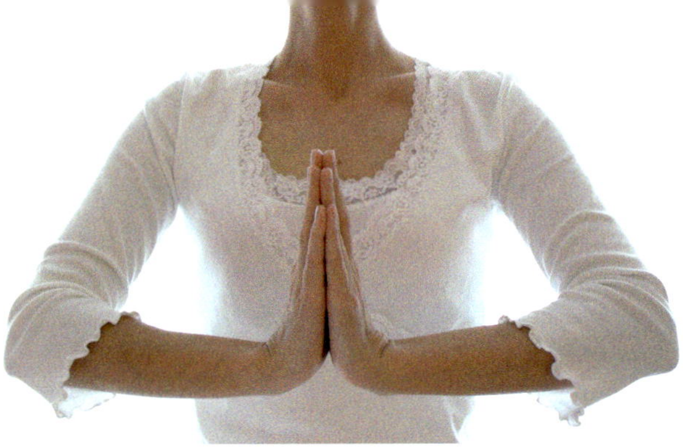

In der ruhigen Gartenatmosphäre kann man konzentriert seine Yoga-Übungen machen und sich perfekt entspannen.

Der Meditationsplatz an sich wird durch Pflanzen eingerahmt. Dabei sollte die Einfriedung einen Windschutz darstellen und zugleich in den Mittagsstunden Schatten auf den Sitzplatz werfen. Bambus als Begrünung spielt durch die Beziehung zum asiatischen Kulturkreis eine bevorzugte Rolle, aber man kann ebenso gut heimische Sträucher und Stauden verwenden. Achten Sie bei der Auswahl darauf, dass die Pflanzen Harmonie ausstrahlen, zum Beispiel durch eine weiche Oberfläche der Blätter (siehe Streichelpflanzen, Seite 100) oder durch rundliche Blätter und Blüten. Vermeiden Sie unbedingt spitze Texturen und kantige Formen.

Kissen, Sessel oder Stuhl

Bei der Sitzmöglichkeit entscheidet man nach den persönlichen Vorlieben. Wer ein klassisches Meditationskissen oder einen Hocker verwendet, sollte den Untergrund so gestalten, dass man die Möbel gut darauf stellen kann. Rasen ist angenehm weich, hat aber den Nachteil, dass er morgens sowie nach einem Regenschauer längere Zeit nass ist. Ein dunkler Steinboden ist zwar hart, aber er speichert die Wärme, sodass man auch am Abend immer noch ein angenehmes Klima vorfindet. Kieselsteine schaffen eine Verbindung zu Zen-Gärten. Natürlich kann man auch eine Steinbank oder einen flachen Findling zum Meditieren verwenden.

Asia-Accessoires

Denkt man an die klassischen asiatisch geprägten Gärten, fallen einem jede Menge Accessoires ein, mit denen man einen kleinen Meditationsgarten ausstatten könnte – Laternen, Wasserbecken, Buddhafiguren, Klangspiele und Prismen. Schnell wird man dazu verleitet, der Dekoration einen hohen Stellenwert zu verleihen. Der eigenen Entspannung tut man aber mit dem schmückenden Beiwerk keinen Gefallen. Im Gegenteil: Der Meditationsplatz wird überfüllt und man findet nicht die notwendige Ruhe. Beschränken Sie sich auf Einzelstücke, die Ihnen den Einstieg in die Meditation erleichtern und bei der Konzentration helfen. Das kann für den einen eine lächelnde wohl geformte Buddhafigur sein. Jemand anders stellt sich einen markanten Stein oder eine bizarre Baumwurzel auf, um darin Bilder zu entdecken, die ihm Kraft schenken. Auch ein Fächerahorn oder ein Bonsaibaum können den Geist auf die Meditation einstimmen. Manchmal muss man ein wenig suchen. Wichtig ist nur, dass man den Blick bequem, also frontal und in Augenhöhe, auf das Objekt richten kann. Und: Sitzgelegenheit und Accessoires sollten Sie aufeinander abstimmen.

Klänge zum Meditieren

Häufig wird die Meditation mit sanfter Musik verbunden. Im Freiraum des Gartens nutzt man die plätschernden Geräusche von Wasserspielen. Kleine Installationen können zugleich zum Blickfang werden, weil sich das sprudelnde Wasser stets wandelbar zeigt. Sind die Klänge von einer gewissen Rhythmik gekennzeichnet, wirken sie beruhigend. Ein ideales Beispiel hierfür ist das so genannte Shishi-Odoshi aus Bambus. Aus einem Rohr fließt Wasser in ein anderes Bambusrohr, welches frei pendelt. Wenn das Rohr über einen Punkt hinaus gefüllt ist, erhält es Übergewicht und ergießt sich mit einem platschenden Schwall in das darunter liegende Sammelbe-

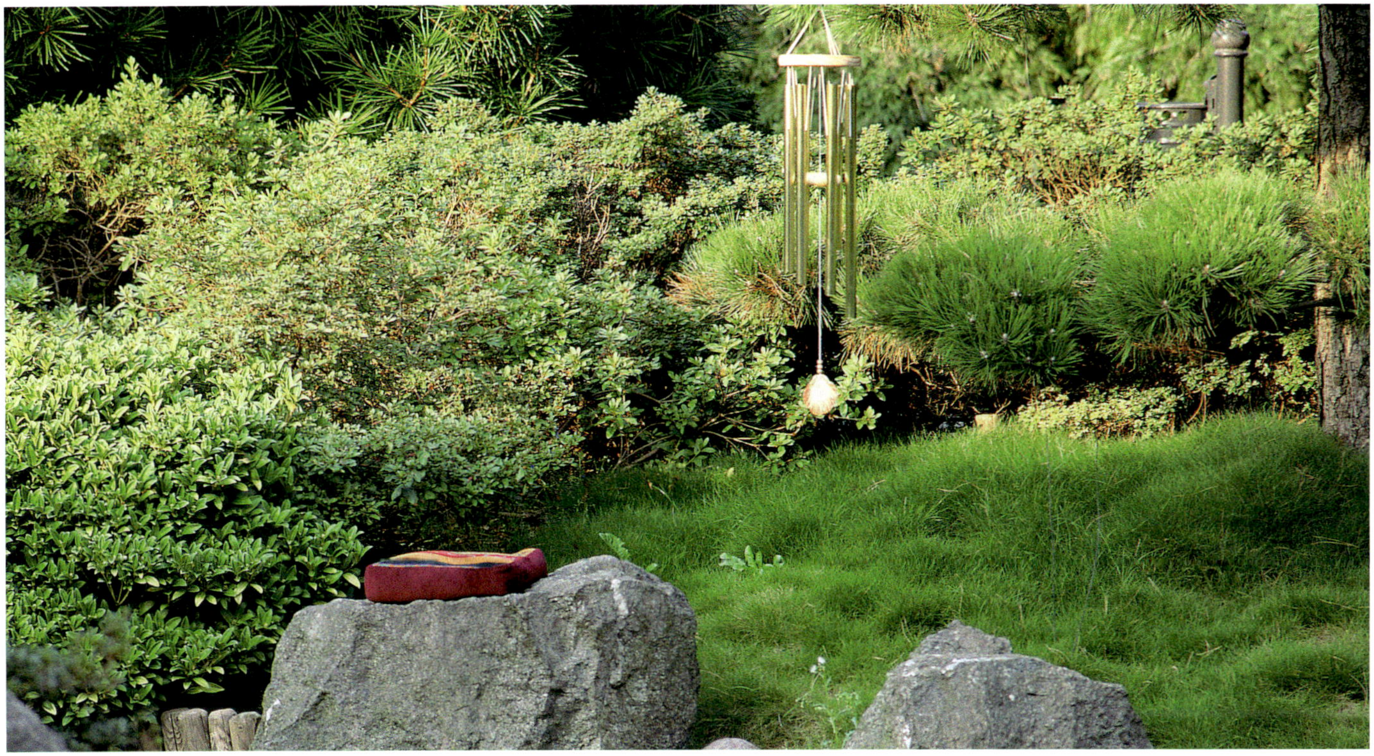

cken. Anschließend geht das Rohr in die Ausgangsposition zurück.
Es sind also zwei Klänge, die sich regelmäßig abwechseln und eine angenehme Geräuschkulisse bilden. Eine Alternative zur Einstimmung auf die Meditation sind Klangspiele, die man an einem Baum aufhängt. Reicht die Luftbewegung nicht aus, um die leichten Metall- oder Holzröhren in Schwingung zu versetzen, stößt man sie im Vorübergehen oder vom Meditationsplatz aus einfach ganz leicht an.

Die Weite nutzen

In großen Gärten kann man den Gedanken freien Lauf lassen. Ein leicht erhöhter Sitzplatz ist eine gute Ausgangsposition und hilft, die Weite des Raumes zu nutzen.

Es geht auch ganz minimalistisch: ein ruhiges Eckchen, ein Kissen auf dem Sitzstein und ein Klangspiel im Baum.

Zen-Garten

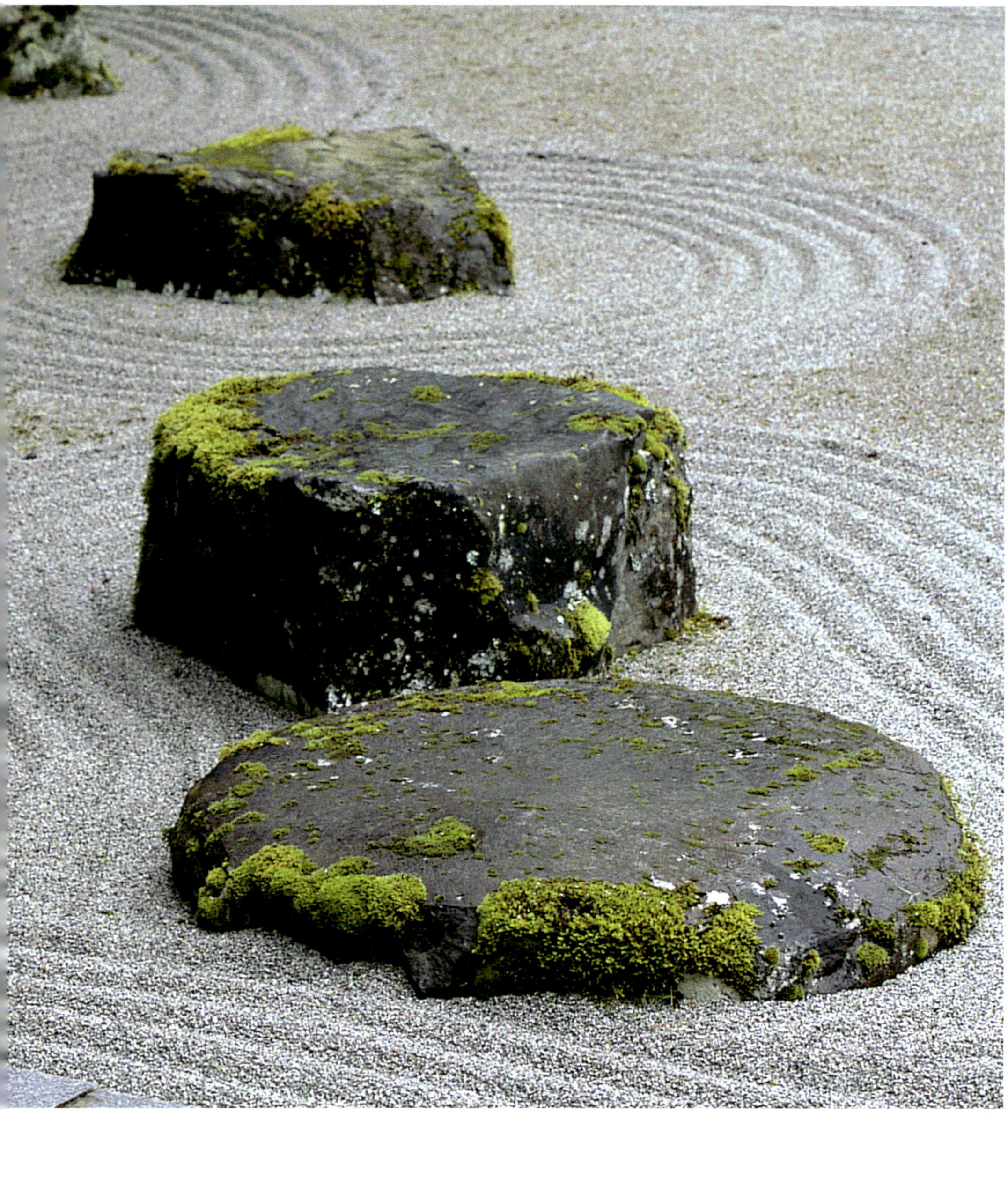

Die Meditation hat einen engen Bezug zur asiatischen Gartenkunst. Daher besteht ein besonderer Reiz darin, die Umgebung des Meditationsplatzes wie in einem Zen-Garten anzulegen und damit die besondere Tradition der buddhistischen Zen-Lehre Japans und Chinas aufzugreifen.

Ein Abbild der Natur

Die so genannten Zen-Gärten haben ihren Ursprung im 15. Jahrhundert. Sie haben sich aus den Palastgärten entwickelt, als die Grundstücke kleiner wurden. Die Palastgärten waren lebendige Landschaftsbilder, die man vom einem bestimmten Punkt aus betrachtete. Da man mit der Zeit

Die gleichmäßigen Wellen im Kies strahlen für den Betrachter wohltuende Ruhe und rhythmische Harmonie aus.

mit immer weniger Platz auskommen musste, wurden die Landschaften als abstrakte Bilder dargestellt. Steine stellten Gebirgsformationen dar, Wiesen wurden durch Gräser und Moospolster, Bäume durch kleinere Sträucher ersetzt. Bei den Gewässern wird die Entfremdung besonders deutlich: Kies und Splitt ersetzte das Wasser.

Die Elemente

Um einen Zen-Garten anzulegen, muss man nicht nur die Fläche bestimmen, sondern auch die Hauptblickrichtung bzw. den Punkt der vorwiegenden Betrachtung. Eine gewisse ruhige Kulisse ist von Vorteil, damit die entstehende Landschaft wirken kann. Man braucht keine Gehwege einzuplanen, sondern sollte lediglich darauf achten, dass man Arbeitsflächen zum Schneiden der Pflanzen und zum Harken des Kieses geschickt integriert. Nun gilt es, eine Landschaft aus Steinen und Pflanzen zu gestalten. Hierfür muss man sich viel Zeit nehmen. Beobachten Sie die Gehölze und Felsen aus verschiedenen Blickrichtungen, zunächst einzeln, später als Gruppe. Drehen Sie die Bäume und versuchen Sie, eine natürliche Formensprache zu entdecken, die von Umwelteinflüssen wie dem Wind geprägt ist. Erst wenn die Solitäre ihren Platz gefunden haben, wird man die großen Flächen gestalten.

Die Bepflanzung

Größere Flächen, die wie Wiesen aussehen sollen, können mit Bodendeckern bepflanzt werden. Im Schatten werden grasartige Strukturen durch den grünen Bärenfellschwingel nachgeahmt. Einfache grüne Strukturen bepflanzt man mit Moos oder Sternmoos *(Sagina)*. Damit sich diese Polster gut entwickeln, sollte das Klima im Zen-Garten von Natur aus feucht und halbschattig sein. Dort, wo man dieses Klima nicht bieten kann, ersetzt Polsterthymian die gleichmäßige grüne Struktur.

Meditation im Zen-Garten

Schon mit der Anlage dieses Gartens beginnt die Meditation. Daher macht es Sinn, bei der Gestaltung behutsam Schritt für Schritt vorzugehen und nichts zu übereilen. Später wird man erkennen, dass man an diesem Ort eine ganz besondere Verbundheit und Ruhe empfindet.

KIES-MUSTER FÜR DEN ZEN-GARTEN

Mit Hilfe spezieller Harken erhält der Kies im Zen-Garten seine typischen Muster. Sie sollen die Wellenbildung einer großen Wasseroberfläche darstellen. Zunächst wird der Kies mit einem flachen Brett geglättet, anschließend gehakt. Die Harken haben unterschiedlich breite Zinken in verschiedenen Abständen, sodass der Abstand der Rillen im Kies variabel ist. Als Vorlage dienen verschiedene Muster: Linien, Wellen, Bögen und Zickzack. Allerdings gibt es im Zen-Garten keine Vorschrift, wie man den Kies zu harken hat. Denn der Kern dieser Tätigkeit besteht in der Auseinandersetzung mit dem allmählichen Entstehen der Muster. Dies hat – in der traditionellen Sichtweise – eine höhere Bedeutung und vor allem durchaus meditativen Charakter.

Abendbeleuc

Licht für romantische Abende

Vielfach kann man den Garten erst in den Abendstunden nutzen. Doch mit der Dämmerung werden die kleinen Rückzugsinseln unbehaglich, und wenn es richtig dunkel ist, wird so mancher Gartengenießer unruhig. Damit man die Sitzplätze unabhängig von der Tageszeit nutzen kann, sollte die Gartenszenerie ausreichend und vor allem gemütlich beleuchtet sein. Zunächst einmal werden Wege und Stufen mit Lampen versehen, sodass man sicheren Fußes vom Haus in den Garten und zurück gehen kann. Für Behaglichkeit sorgt man darüber hinaus, indem man markante Pflanzen von unten anstrahlt, etwa an der Gartengrenze. Gräserhorste und stattliche Einzelgehölze treten dadurch in den Vordergrund, und der Garten als Ganzes erhält auch bei Dunkelheit optische Tiefe.
Besondere Effekte lassen sich durch Lampen in der Nähe von Wasserflächen erzeugen. Formale Wasserrinnen und -becken bekommen so am Abend eine beruhigende Wirkung. Dadurch dass sich das Licht auf der Wasseroberfläche spiegelt, reichen meist schon wenige Lampen aus, um Wohlfühl-Akzente zu setzen. Grundsätzlich sollte man darauf achten, dass die Lichter für die abendliche Garteninszenierung vom Sitzplatz aus zu sehen sind. Wichtig ist, dass man bei der Installation ausschließlich Modelle mit Eignung für den Außenbereich und das Wasser verwendet.

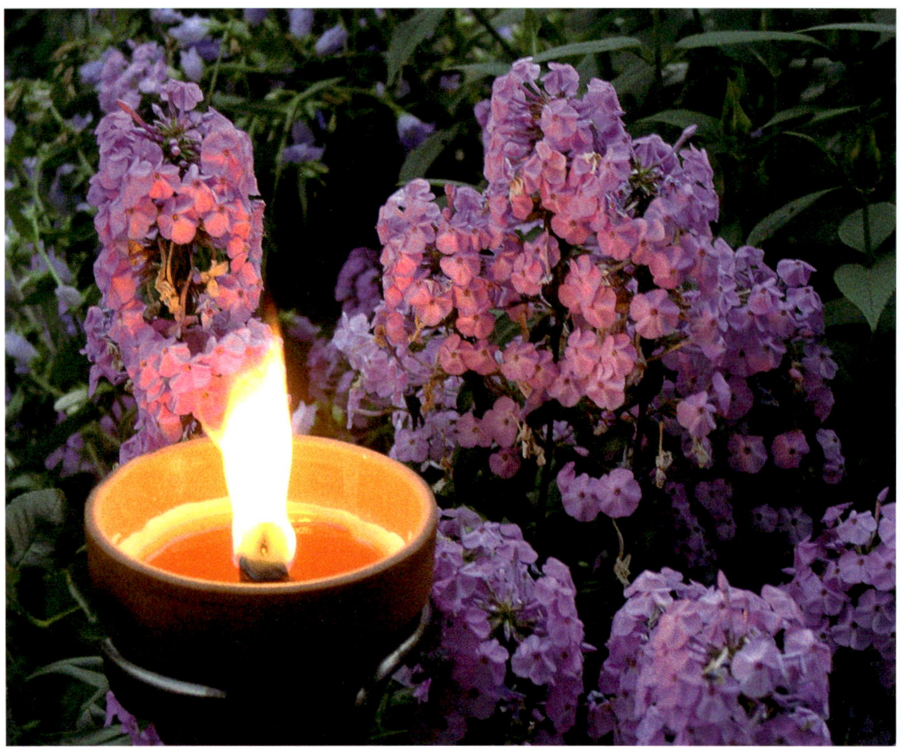

Der Kerzenschein zwischen den Phloxblüten bezieht das Staudenbeet am Abend mit in die Gartenstimmung ein.

htung

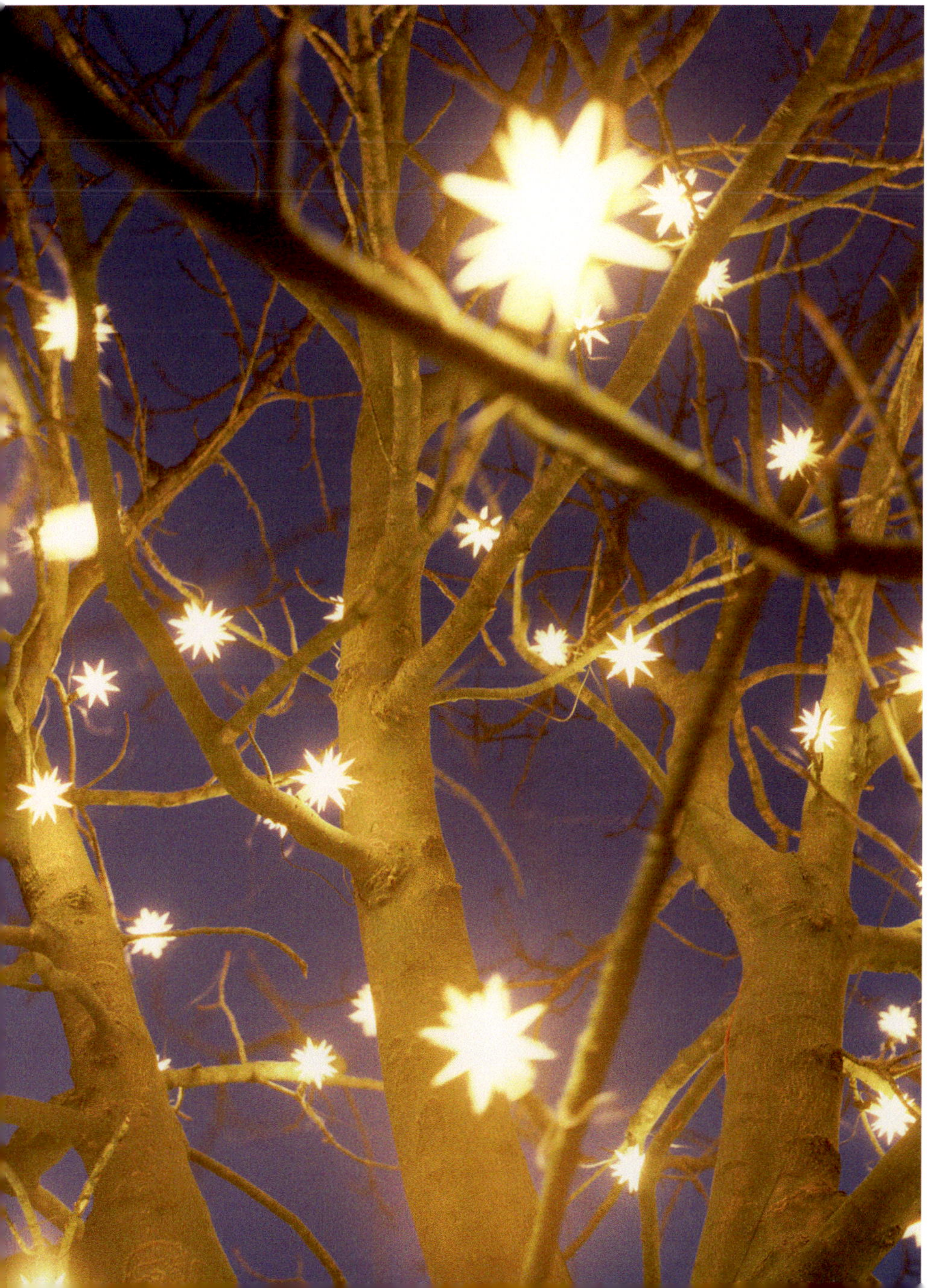

Das Astgerüst eines Strauches wird zur Bühne für die Lichterkette, die mit ihren Sternchen in der Nacht funkelt.

Licht-Ideen

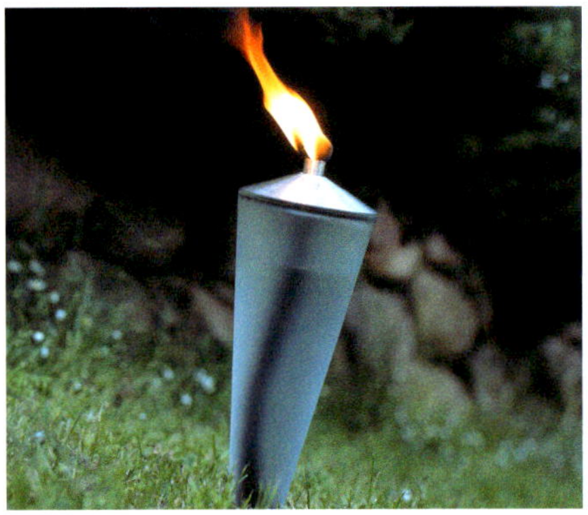

◄ *Ölfackel* Die Fackel aus Edelstahl ist wie eine Eistüte geformt, sodass man sie überall in den Boden stecken kann. Ihr Behälter wird mit Lampenöl gefüllt, und der dichte Deckel verhindert, dass das Öl ausläuft. Hat man mehrere dieser Fackeln, kann man die Eckpunkte eines Teiches oder eines Sitzplatzes betonen. So entsteht ein Raum, der Behaglichkeit vermittelt.

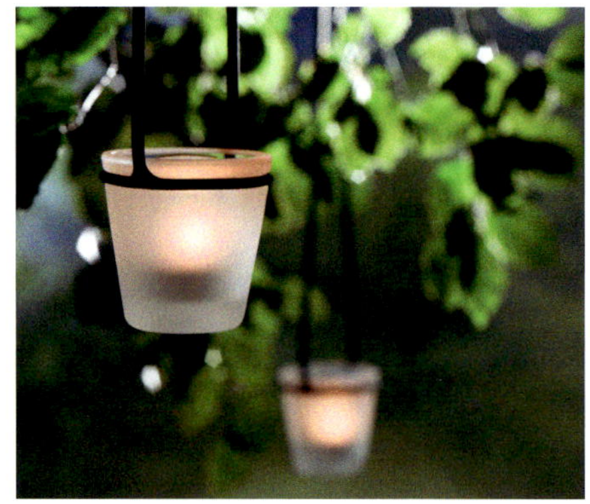

▼ *Tonschale* Eine eiserne Halterung wird an der Hauswand oder an einer Gartenmauer befestigt. Die flachen Kerzenschalen werden eingesetzt und schon in der Dämmerung entzündet. Beim Kauf darauf achten, dass der Halter einen ausreichenden Abstand zum Mauerwerk garantiert, um Rußstreifen zu verhindern. Mit diesen Fackeln können die Wege dezent und romantisch beleuchtet werden.

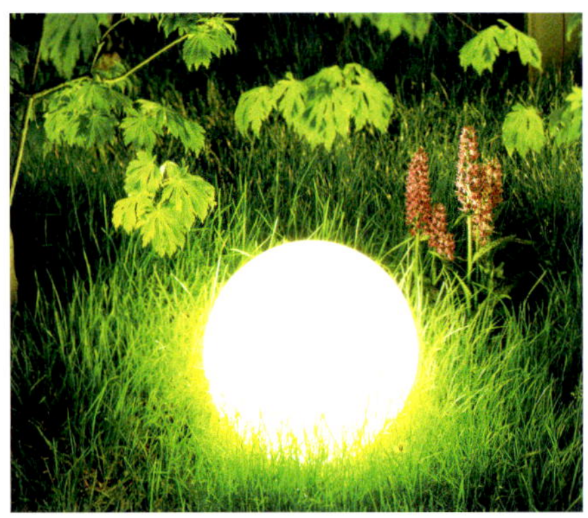

▲ *Windlichter* In Bäume und Sonnenschirme kann man kleine Gläser mit Teelichtern hängen, um Lichtakzente in der Gartenszenerie zu setzen. Sie verlöschen von allein.

▼ *Schwimmlampen* Die großen Lampen driften auf dem Gartenteich und rücken die Wasserfläche auch am Abend als wohltuenden Ruhepol in den Blick des Betrachters.

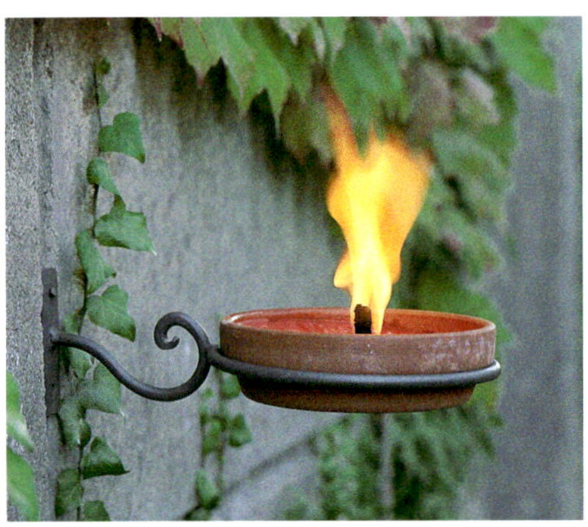

▲ *Vollmond* Unabhängig vom Kalenderstand geht mit dieser elektrischen Lampe jeden Abend der Mond auf. Die Kugeln beleuchten von unten Blütensträucher und Gräserhorste. Da das Licht recht hell ist, sollte man die Lampen etwas im hohen Rasen verstecken. So durchzieht der Schein das ganze Ambiente mit einem faszinierenden Hauch von Magie.

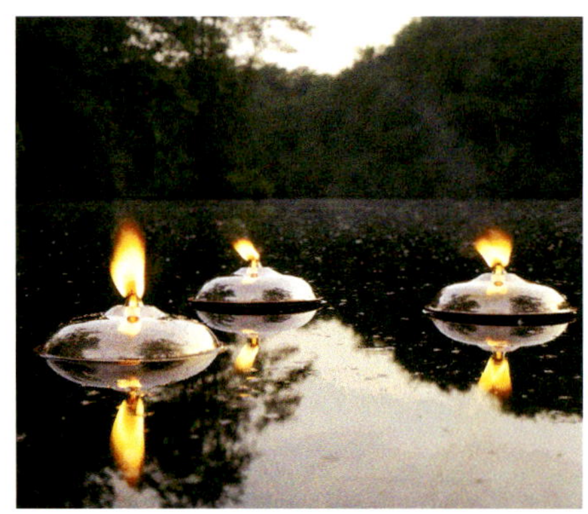

Lampen, Kerzen und Fackeln

Am Abend sollte insbesondere der Sitzplatz angenehm hell sein. Der warme Schein von Kerzen und Öllampen wirkt behaglich, weil Feuer immer auch das Gefühl von Wärme verbreitet. Stellt man Windlichter auf den Tisch, so ist zwar die Helligkeit dort optimal, aber die Umgebung versinkt durch den starken Kontrast schnell in tiefer Dunkelheit. Es macht daher Sinn, rund um den Sitzplatz einige Fackeln aufzustellen oder Gläser mit Teelichtern in der Umgebung zu verteilen. Das sanfte Licht macht die Konturen der Pflanzen sichtbar und schenkt so mancher blühenden Schönheit Aufmerksamkeit. Blüten in Weiß und Pastelltönen reflektieren das sanfte Licht und sorgen zusätzlich für etwas Helligkeit.

Die Höhe der Lichtquelle

Grundsätzlich sollten Kerzen, Fackeln und Lampen so angebracht werden, dass sie sich nicht auf Augenhöhe befinden. Machen Sie beim Aufstellen der Lichter eine Sitzprobe und testen Sie, in welcher Stellung das Licht angenehm erscheint. Auch der gegenübersitzende Gesprächspartner sollte nicht hinter der Flamme verschwinden. Teelichter sind daher als Tischbeleuchtung meist angenehmer als höhere Kerzen. Romantisch wirken auch die kleinen Lampen von Lichterketten, die man im Sonnenschirm befestigt.

Abendliche Ruhe bedeutet auch, dass man nicht von Mücken geplagt wird. Die stechenden Insekten kann man sicher mit Kerzen vertreiben, die einen speziellen Duftstoff enthalten. Es gibt diesen angenehm zitronigen Duft auch in Form von Räucherstäbchen oder -spiralen, die man in Blumentöpfe stecken oder in den Sonnenschirm hängen kann.

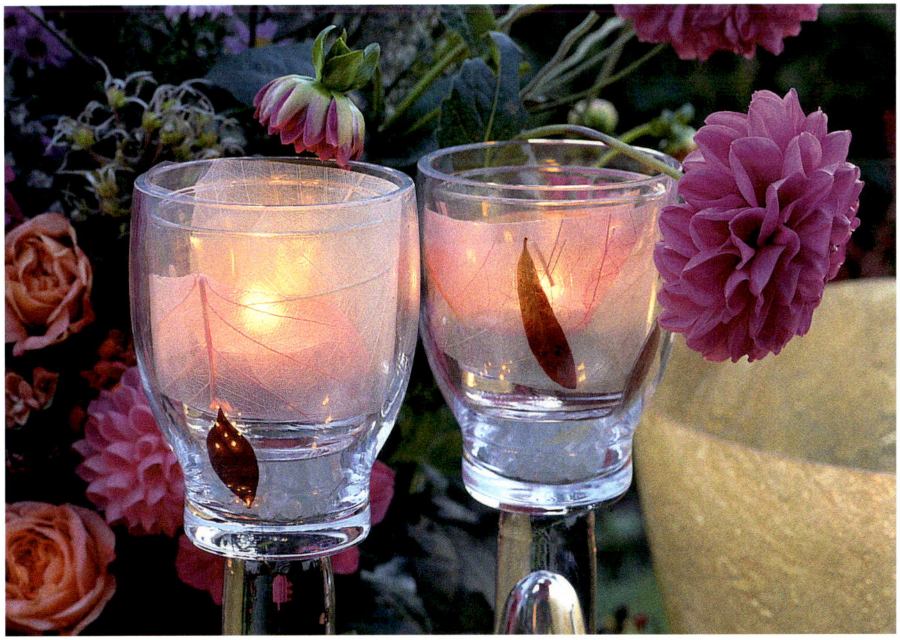

Das Wohlgefühl mit allen Sinnen stärken

Mit unseren Sinnen nehmen wir unsere Umwelt wahr: Sehen, Riechen, Hören, Fühlen und Schmecken. Die Sinneseindrücke werden im Gehirn weiterverarbeitet und ausgewertet. Es leitet Schlüsse ab, stellt Verknüpfungen zu Erinnerungen her und löst Handlungen aus. Das Gehirn ist ein komplexes Gefüge, das nicht immer fehlerfrei funktioniert. Wenn wir im Alltag gefordert werden und unter Zeitdruck stehen, wird unsere Wahrnehmung oberflächlich. Wir schauen nicht genau hin oder hören nur, was wir erwarten. Wir bekommen nur noch die Hälfte mit und fühlen uns falsch verstanden. Das sind Zeichen dafür, dass wir eigentlich überfordert sind, nicht mehr im inneren Gleichgewicht stehen und uns letztlich unwohl fühlen.

Locken Sie die Sinne aus der Reserve

Den Sinnen muss man Zeit einräumen. Ebenso wie die körperliche Bewegung für die Gesundheit wichtig ist, müssen die Sinne trainiert werden. So können wir unser Empfinden vital halten. Im Garten bieten sich perfekte Möglichkeiten, das Sehen, Schmecken, Fühlen, Riechen und Hören zu trainieren. Da der Mensch sich in der Natur - wenn auch einer gestalteten - befindet, werden seine Sinne instinktiv angesprochen, und man fühlt sich dabei wohl. Ein Wellness-Spaziergang macht nicht den Anschein einer verordneten Therapie: Man nimmt sich Zeit und wandelt durch den Garten. Vor dem Türkenmohn bleibt man stehen und betrachtet das Farbenspiel der Blüten. Während der Fleck im Innern der Blüte zunächst noch schwarz erscheint, merkt man allmählich, dass er bläulich schillert, wenn man ihn genauer betrachtet. Glänzende Blütenblätter kontrastieren mit der stumpfen Narbe. Beim Weitergehen bemerkt man einen lieblichen Duft und macht sich automatisch auf die Suche nach der Quelle. Am Beetrand steht ein Pfeifenstrauch: Man schnuppert mit der Nase daran und schließt die Augen. Der Duft leitet uns in eine andere Welt. Erinnerungen an Kindertage werden wach. Ruhe breitet sich aus.

Den Garten intensiv erleben

Man erlebt den Garten mit seinen Pflanzen intensiv: Im Vorbeigehen nascht man die erste rot werdende Erdbeere, testet mit der Fußspitze, wie warm das Wasser im Bachlauf ist, geht barfuß über den Rasen und streicht über die samtigen Blätter des Frauenmantels. Um alle Sinnesorgane anzuregen, muss man Vielfalt bei der Gartengestaltung groß schreiben. Aber das allein reicht nicht: Sie müssen sich Zeit nehmen. Fünf bis zehn Minuten konzentriertes Gartenerleben reichen manchmal schon aus, damit sich die Sinne vom Alltagstrott erholen.

hkeit

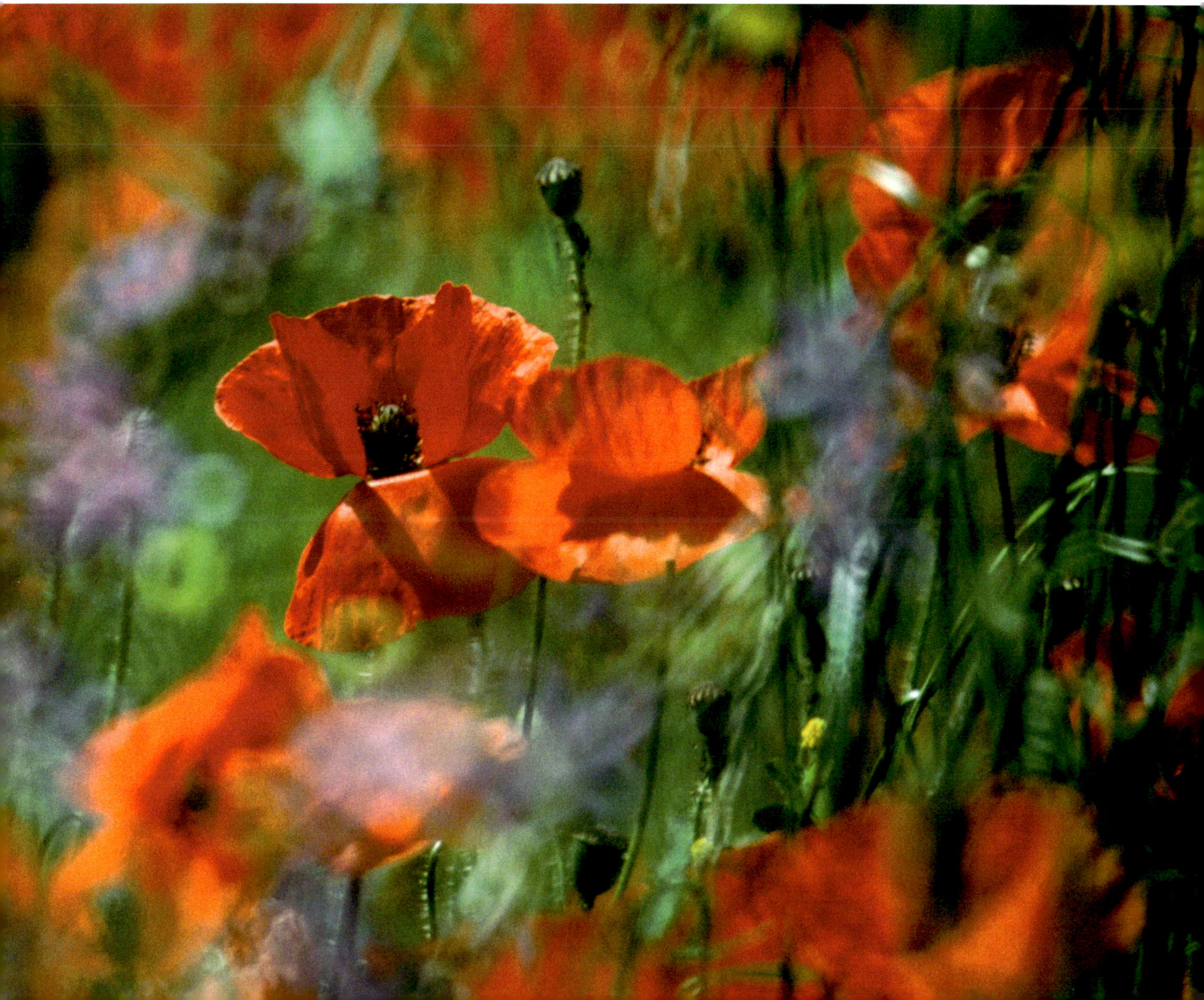

Farbgefühle

Farben für die Sinne

Das gesunde Auge reagiert besonders stark auf Farben. Große Flächen werden als Erstes wahrgenommen, anschließend Formen, Konturen und feine Zeichnungen. Farben lösen beim Betrachter Empfindungen aus, die sich aus instinktiven Gefühlen und persönlichen Assoziationen ergeben. Im Garten spielen Farben durch die Vielfalt der Blätter, Blüten und Früchte eine entscheidende Rolle.

Das Geheimnis der Farben

Unser Gehirn verknüpft eine ganze Reihe von Farben automatisch mit Dingen unserer Umwelt, die die gleiche Farbe haben. Blau sind der Himmel und das Wasser, Grün die Wiese und Bäume, und Gelb ist die Farbe der Sonne. Während dies sachliche Verknüpfungen sind, kann man auch bestimmte Farbgefühle feststellen, die bei den meisten Menschen gleich sind. **Grün** beispielsweise erweist sich als Farbe, die beruhigend wirkt. Es ist also nicht verwunderlich, dass die grüne Gartenatmosphäre besonders gut für Wellness geeignet ist. In der Symbolik wird **Gelb** dem Glück zugeordnet. Statt Trübsal zu blasen, hilft es, einen Topf mit gelben Sommerblumen zu bepflanzen und ihn neben der Haustür aufzustellen. Die sprichwörtliche **rosarote** Wolke verbreitet unbeschwerte Lebensfreude. Diese wirkt ansteckend, wenn man im

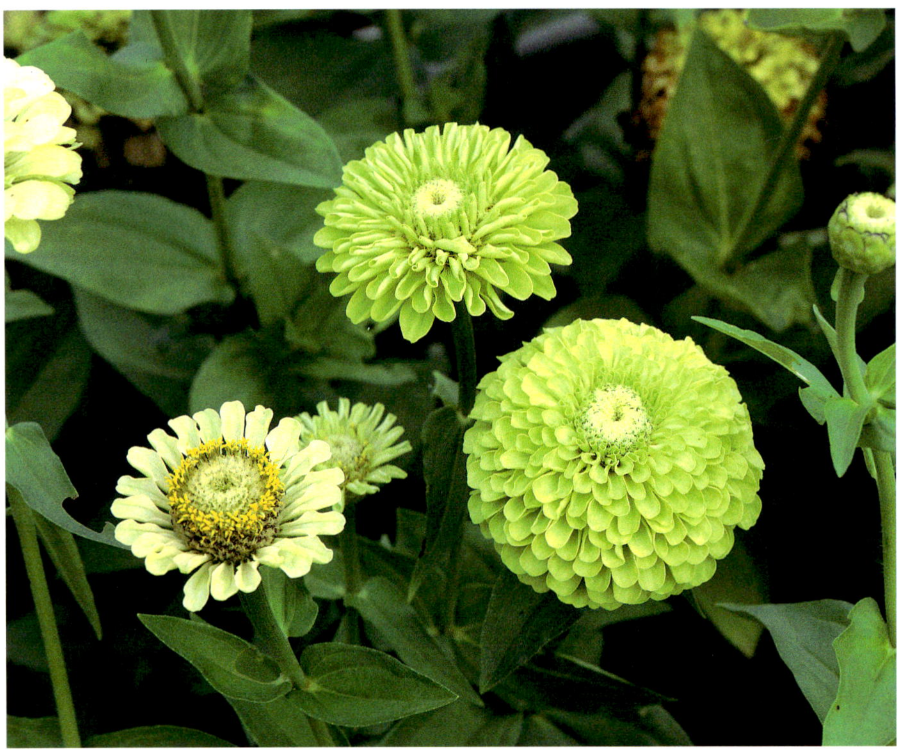

Grüne Zinnien wirken kühl und extravagant. Zwischen den Blättern entdeckt man sie erst aus der Nähe.

Mit roten und violetten Löwenmäulchen kommt eine ordentliche Portion Energie in den Wellness-Garten.

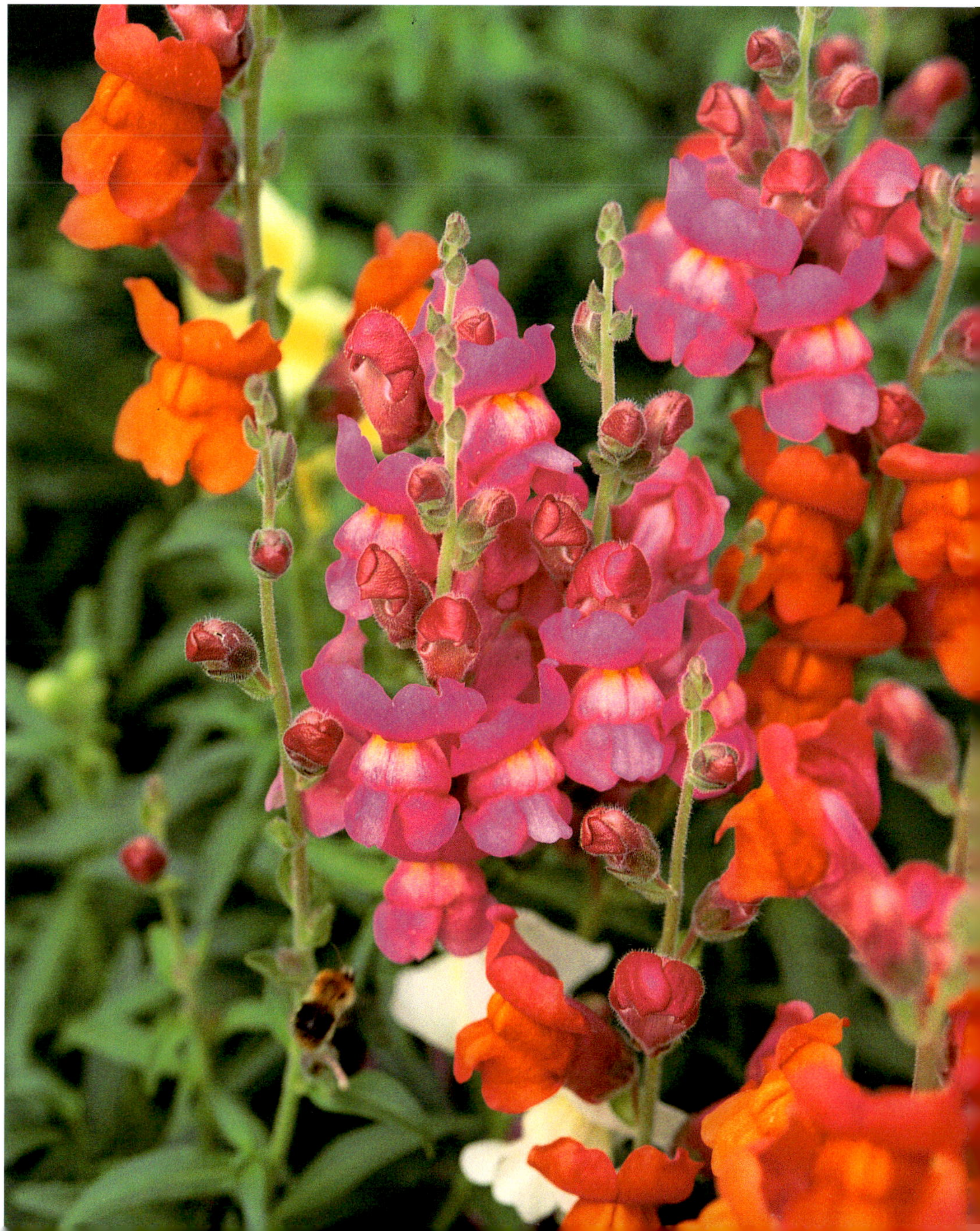

Garten ein Beet nur mit rosaroten Blumen bepflanzt. Auch als Mittel gegen Frühjahrsmüdigkeit kann ein großer Topf mit Tulpen und rosafarbenen Vergissmeinnicht helfen. **Blau**, die Farbe der Treue und der Romantik, verbreitet Ruhe. Wer die Entspannung als Ausgleich zur Hektik des Alltags wirklich braucht, der wird mit hellen und dunklen Blautönen ein Beet aus Salbei, Rittersporn und Männertreu gestalten. Nach einem stressigen Tag wirken auch die wasserblauen Tupfer der Bleiwurz wie eine angenehme Abkühlung. All diese Ideen, mit Pflanzen eine ganz persönlich angenehme Farbatmosphäre in den Garten zu zaubern, lassen sich rasch mit einjährigen Sommerblumen und Zwiebelblumen umsetzen.

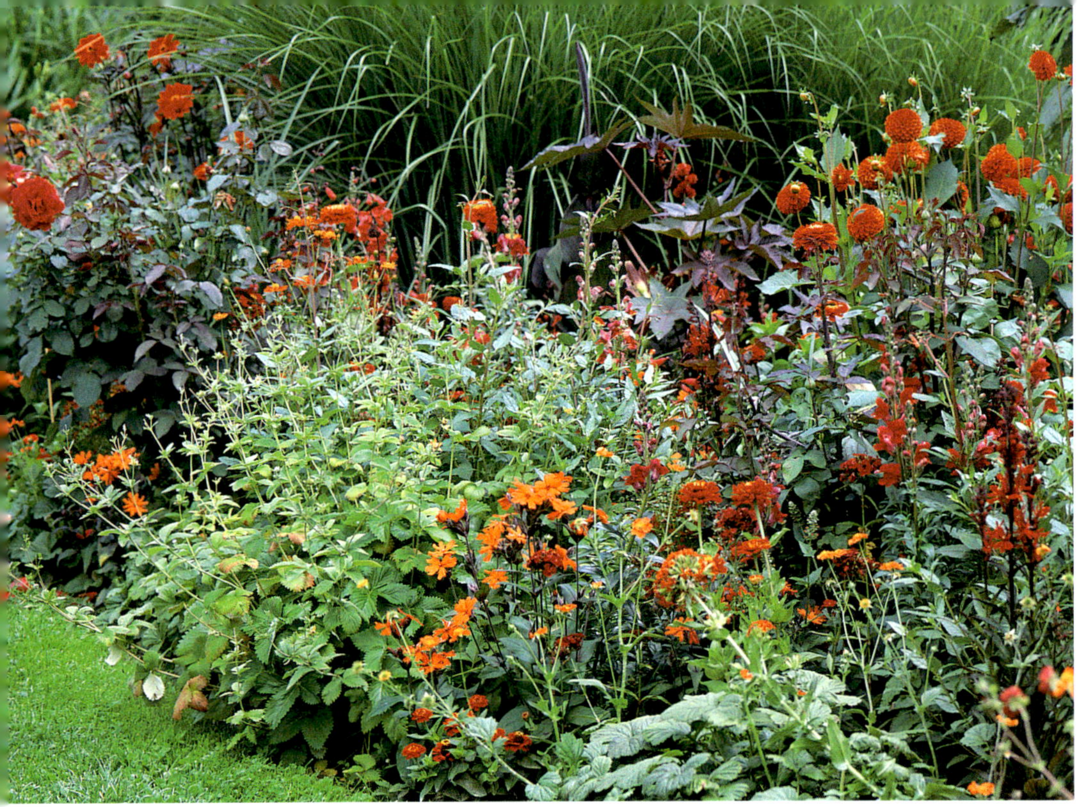

Rote Blüten verheißen immer einen kräftigen Kontrast zu Grün. Doch vorsicht – manchem heizen sie die Atmosphäre zu stark auf.

Farben unterscheiden sich hinsichtlich der Temperatur, die sie vermitteln. Gartengestaltungen können durch die geschickte Verwendung der Farbtemperaturen zu sehr sinnlichen Elementen werden. Gelb, Rot und Orange sowie Brauntöne zählen eher zu den **warmen Farben**, während Blau, Weiß sowie Pastelltöne **kühl** wirken. Grün dagegen verhält sich recht neutral und wird eher den **kalten Farben** zugeordnet.

Warme Farben heizen ein

Die Palette von Rot über Orange bis hin zu Gelb spiegelt die Farben des Feuers wider. Daher ist es nicht verwunderlich, dass man diese Farben als warm empfindet. Im Hinblick auf die Jahreszeiten spielen die warmen Farben vor allem im Hochsommer eine Rolle. Sonnenblumen, Mädchenauge, Sonnenhut und Sonnenbraut bestimmen das Treiben in den Beeten. Gerne mischen sich schon einige rotbraune Töne darunter. Im Spätsommer schließlich glühen die Beete geradezu: Dahlien und Montbretien, Mexikanische Sonnenblumen und Kardinalslobelien öffnen ihre orangefarbenen und roten Blüten. Es wirkt, als ob sich der Garten im Sommer aufgeheizt hat und die gespeicherte Energie jetzt wieder abgibt.
Unterstützung finden die roten Blüten in Blattwerk, das von Natur aus eine rötliche Färbung aufweist. Purpurglöckchen, rotlaubiges Sedum, einige Dahliensorten und Fuchsschwanz bringen kräftiges Rot angenehm zum Leuchten. Später gesellt sich die Herbstfärbung dazu. In den Staudenbeeten färben sich die Blätter der Bergenien rötlich. In der Gehölzkulisse bauen sich Pfaffenhütchen und Fächerahorn in leuchtend roter Herbstpracht auf.

Raffiniert gestalten

Rote Töne regen kräftig an, daher muss man im Wellnessgarten behutsam mit ihnen umgehen. Zunächst einmal sind Ruhe und Entspannung gefragt. Da sollten sich die dominanten und stets präsenten Rottöne nicht in den Vordergrund schieben. Optisch werden Beete, die die Stimmung anheizen, versteckt, so dass sie nicht beim Eintritt in den Garten ins Auge fallen. Auf der Rückseite des Pavillons oder hinter einer Hecke bleibt das rote Beet zunächst verborgen. Nun hat man die freie Wahl, dorthin zu gehen, um die Energie auf sich wirken zu lassen.
Wenn man die Blühzeitpunkte in die Gestaltung mit einbezieht, kann man die rote Symphonie auch auf den Spätsommer begrenzen. Nach dem Urlaub nimmt man die warme Anregung gerne auf und genießt sie. Schließlich lässt der Herbst nicht mehr lange auf sich warten.

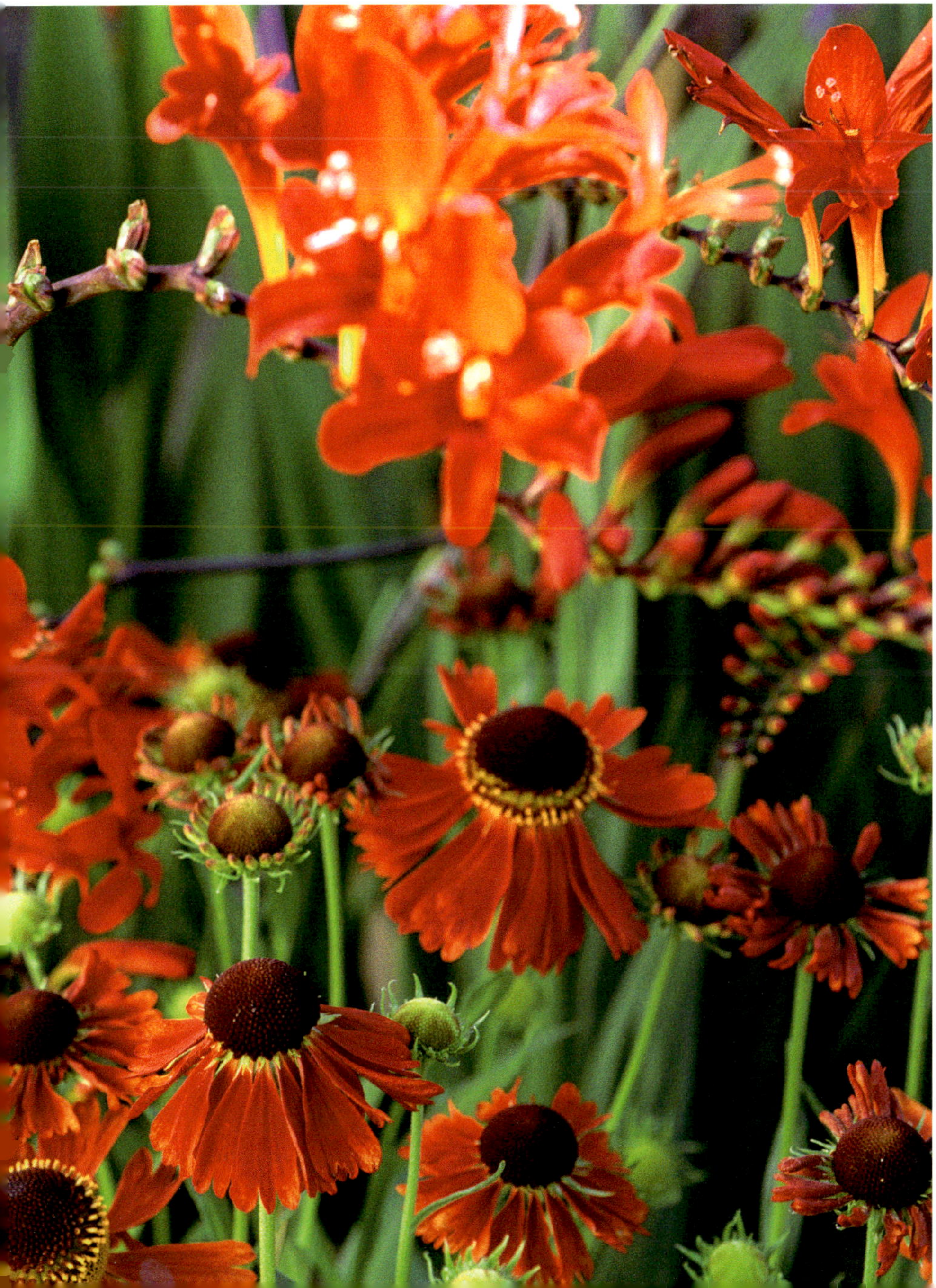

Wohlige Wärme und ein Hauch von Erotik versprüht die Kombination aus Sonnenbraut und Montbretie.

Farbtemperat

Die Farben, die als Sinnbild für Kälte stehen, sind Weiß und Blau. Sie wirken gleichzeitig ausgleichend und zurückhaltend, sodass man in ihrer Nähe gut zur Ruhe kommt.

Sommerschnee

Weiße Blüten werden vor allem wegen ihrer Eleganz geschätzt. Die Auswahl an weiß blühenden Pflanzen ist groß, da es von sehr vielen bunt blühenden Arten auch weiße Sorten gibt. In der Sommersonne kann man die Erfrischung gut vertragen.
Die Planung einer weißen Rabatte birgt aber nicht nur für sonnige Plätze Vorteile, sondern auch im Schatten. Dort, wo sich die Sonne rar macht, wirken die weißen Blüten wie Strahler. Durch die Reflexion der Strahlung kommt Licht ins Dunkel des Schattens. In den Beeten kann man den Eindruck der weißen Blüten durch weiß-grün gemusterte Blätter verstärken. Für solche panaschierten Formen von Funkie, Efeu und Kaukasus-Vergissmeinnicht darf der Schatten jedoch nicht zu dunkel sein, weil sonst die weißen Partien auf den Blättern vergrünen.

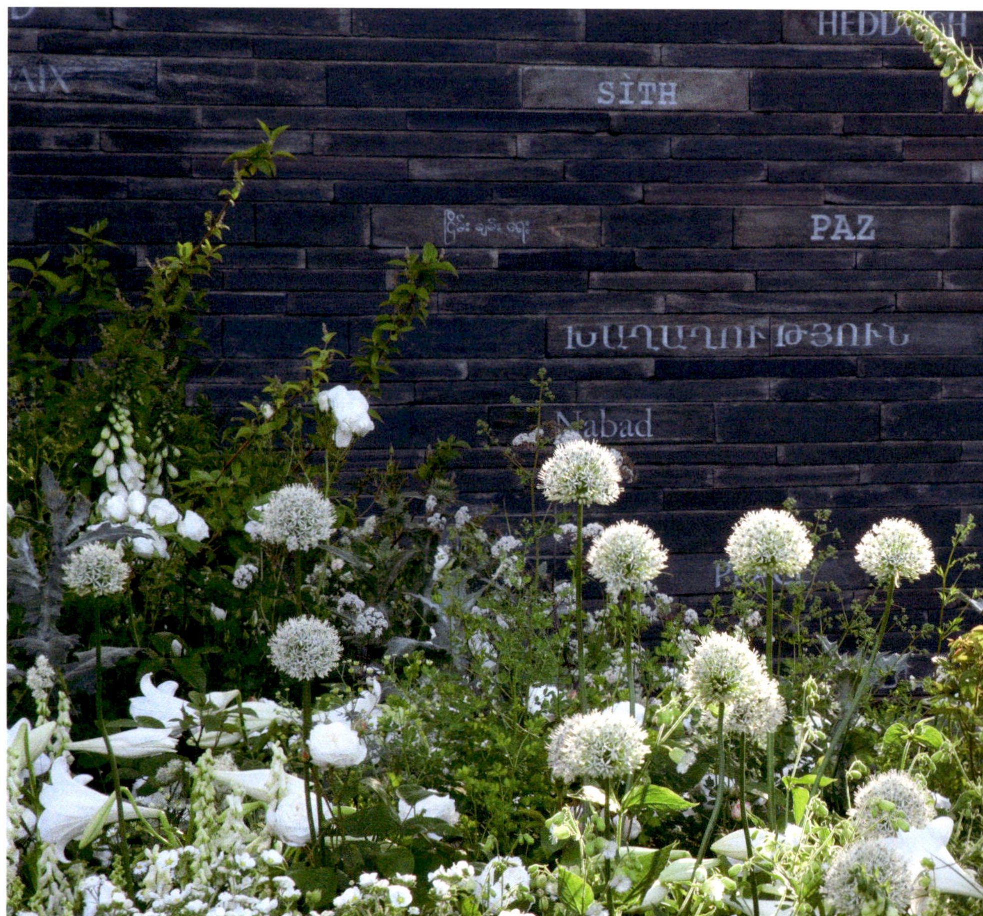

Eine frische Brise zieht durch das weiße Beet. Die unterschiedlichen Blütenformen sorgen für Abwechslung.

Eine kleine Abkühlung

Weiße Blüten können auch ein Mittel sein, um Gestaltungen mit überwiegend warmen Farben etwas »abzukühlen«. Gelbe Blüten von Studenten- und Ringelblumen bekommen beispielsweise eine erfrischende Note, wenn man die weiße Form der schmalblättrigen Zinnie dazwischensetzt. Unter den gelben Forsythiensträuchern pflanzt man weiße Narzissen. Diese Erfrischung vermitteln auch Blüten in Zitronengelb und Cremeweiß.

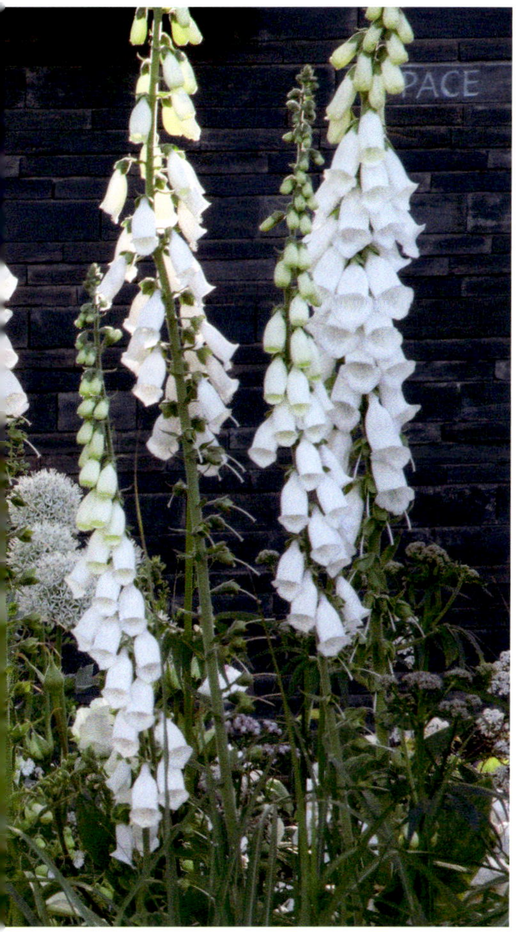

Formenvielfalt schaffen

In Beetgestaltungen mit kühlen Farben verschwindet zum Teil die Sinnlichkeit. Vor allem bei reinweißen Blüten kann dieses der Fall sein. Belebend wirkt es sich aus, wenn man darauf achtet, dass die Formen der Blüten und Blütenstände verschieden sind. Kerzenförmige Blütenstände und ballförmige Blüten, Blütensterne und duftige Blütenwolken ergänzen sich, sodass man in der Einheit einen besonderen Reiz empfindet. Zugleich erreicht man so, dass die Pflanzung über mehrere Wochen attraktiv ist, weil sich Blühzeitpunkte und Blühdauer ergänzen. Auch herzförmige und runde Blätter oder solche mit einer wolligen Behaarung (siehe Seite 100 ff.) lassen eine Gestaltung weicher und wärmer erscheinen.

Machen Sie mal blau

Blau ist ein klassischer Vertreter der kalten Farben. Im Reich der Gartenblumen ist das reine Kobaltblau selten. Rittersporn und Mehlsalbei sind die wichtigsten Vertreter neben Enzian und Bleiwurz. Meist mischen sich in das Blau der Blüten einige rote Farbstoffe, wodurch violette oder lilafarbene Töne entstehen. Ihnen merkt man die Wärme des Rots an. Die frostige Kälte von tief gefrorenem Eis spiegelt sich in hellem Blau wider, wie man es von halbhohem Phlox, Vergissmeinnicht und Männertreu kennt. Die wohltuende Erfrischung sorgt an einem sonnigen Sitzplatz für kühle Atmosphäre, in der ein Hauch von Romantik schwingt.

SILBRIGES LAUB

Eine ganze Reihe von Pflanzen wie Edelrauten und *Helichrysum* trägt silbrige Blätter zum Schutz gegen starke Strahlung. Der edle Glanz unterstreicht den kühlen Eindruck weißer Blüten perfekt.

Pastelltöne

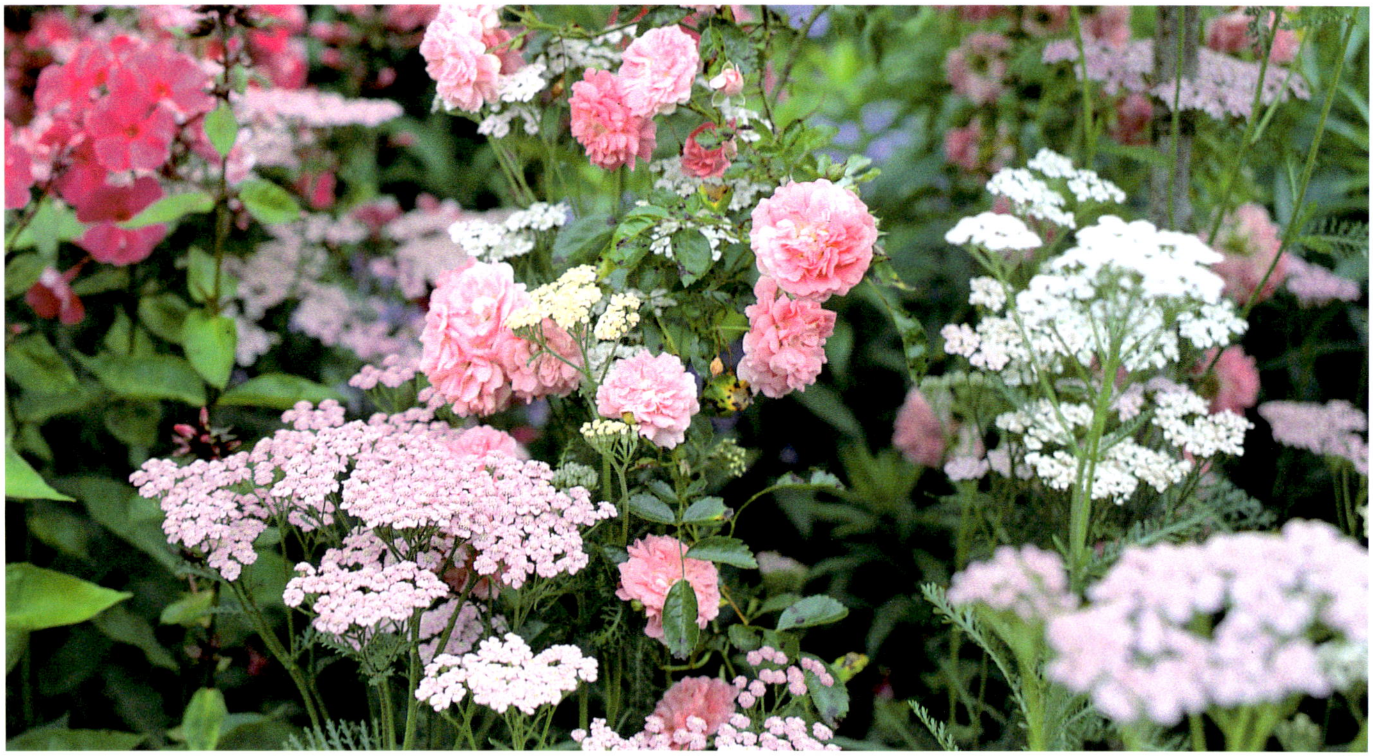

Sehnsüchte und Gefühlswelten spiegeln sich in den sanften Rosatönen von Edelgarben, Rosen und Sommerphlox.

Die Mischfarben Rosa, Violett und Lila sind besonders emotionale Farben. Alle enthalten Rot, die Farbe der Liebe, und so schwingen Gefühle und Sehnsüchte in diesen Farben mit.

Farben der Zärtlichkeit

Die sanften Töne von Rosa, Mauve, Flieder und Apricot sprechen vor allem Frauen an, weil sie emotional sensibler sind. Diese romantischen Farbtöne lassen sich sehr gut integrieren, weil viele Rosen und Gartenblumen Blüten in diesen Farben tragen. Während man mit hellen Rosa vor allem sanfte Gefühle verbindet, kommt bei Himbeerrosa, Pink sowie bei den hellen und dunklen Schattierungen von Lila und Violett Leidenschaft ins Spiel.

Für Menschen mit einem großen Harmoniebedürfnis können diese Farben sehr wertvoll sein, weil sie eng mit Liebe und Romantik verknüpft sind. Kleine Alltagsoasen, die man alleine nutzt, bekommen mit rosafarbenen Gestaltungen eine romantische Note. Deshalb ist beispielsweise eine Rosenlaube für viele die perfekte Wellness-Oase im eigenen Garten.

Mit Pastelltönen gestalten

Die sanften Mischungen gefallen nicht jedem. Zu viel Romantik, zu viel Verspieltheit sind keine Garantie für Entspannung. Aber man sollte wissen, dass die Farben von zartem Rosa über Pink bis hin zu Flieder und Lila in der Gestaltung äußerst geduldig sind. Die hellen Töne erweisen sich als Glücksgriff für kleine Gartenräume, weil sie das Gefühl von Weite vermitteln. Die Farbe verschwimmt vor hellen Hintergründen und lässt offen, wo die Grenze verläuft. Je größer der Weißanteil ist, desto stärker setzt sich dieses Gefühl durch. Wer wirklich keine Beziehung zu Rosatönen hat, kann auf der Palette der Pastellfarben natürlich auch auf die hellen Gelbtöne ausweichen.

Von Violett bis Lila

Die blau-roten Mischungen fallen zwischen dem Grün nicht übermäßig auf. Kaum eine andere Blütenfarbe ist so dunkel, von den seltenen fast schwarzen Blüten einmal abgesehen. Diese Töne fallen erst auf, wenn man direkt davor steht. Für den Betrachter verlangt eine solche Gestaltung etwas mehr Konzentration. Man muss genauer hinsehen, um die verschiedenen Pflanzen zu erkennen. Diese erforderliche Konzentration ist als Ablenkung im Wellness-Garten durchaus erwünscht. So vergisst man den Alltag und kann sich auf etwas anderes einstimmen.

Eigene Farbvorliebe

Jeder hat seine eigenen Lieblingsfarben, die sich auch im Garten widerspiegeln dürfen – insbesondere, wenn man sich eine kleine Oase zum Träumen einrichtet. Sparsamkeit im Umgang zahlt sich dabei aus, denn nichts ist gefährlicher, als sich an einer bestimmten Farbe sattzusehen.

MUNTERMACHER AUS DEM FARBKREIS

Poppige Bonbonfarben verbreiten Fröhlichkeit, und die darf im Wellness-Garten nicht fehlen. Ein gutes Beispiel für diese Power der leuchtenden Farben ist das Bild auf Seite 75. Es empfiehlt sich, immer ein paar große Töpfe mit Ringelblumen, Zinien oder Löwenmäulchen in Reserve zu halten. Sie können die Stimmung am Sitzplatz aufmuntern und in einem Beet, das seinen Höhepunkt überschritten hat, für anhaltende Blühfreude sorgen. Die Töpfe werden geschickt zwischen die Pflanzen gerückt. Wenn man die Tongefäße ohne Untersetzer auf die Erde stellt, versorgen sie sich recht schnell aus dem Erdreich mit Wasser. Meist reicht es aus, wenn man die Töpfe einmal in der Woche gießt; nur wenn die Pflanzen welken, muss öfter gewässert werden.

Farbe im Gar

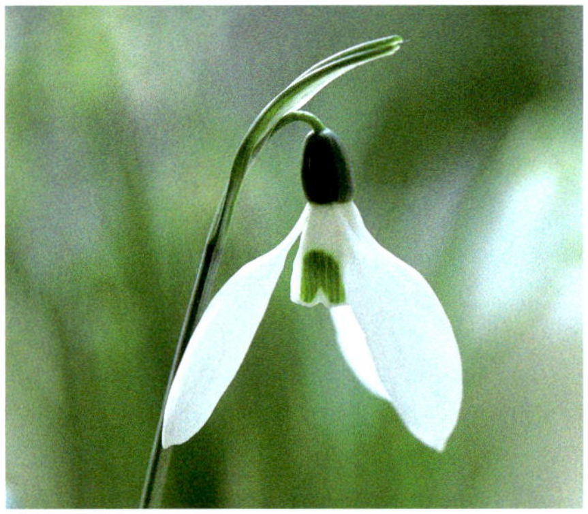

◄ *Schneeglöckchen* sind die ersten Anzeichen, dass der Garten aus dem Winterschlaf erwacht. Die kleinen Zwiebelblumen fügen sich in die Farbwelt der kalten Jahreszeit, und doch vermittelt die strahlende Frische ein Zeichen von Aufbruch und Hoffnung. So gestaltet sich das Winterende wohl dosiert: Sanft wird man auf den Beginn vorbereitet und tastet sich vorsichtig zu kräftigeren Farben vor.

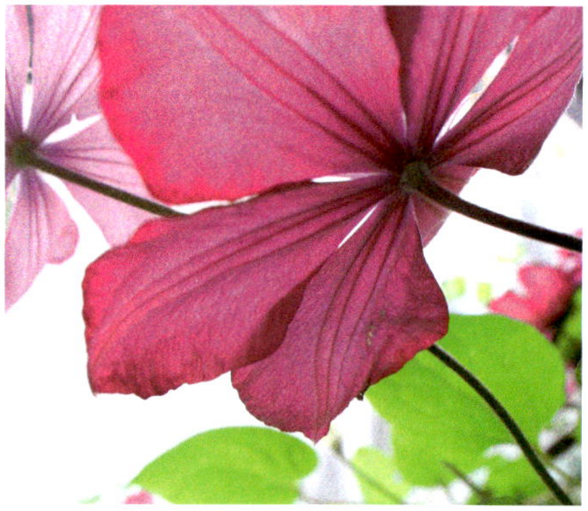

▼ *Zierkirschen* kokettieren mit dem Frühling. Ihre kräftigen Rosatöne verheißen leidenschaftliche Kombination vor dem hellblauen Himmel. Belebende Frische mischt sich in den Mix mit ersten lindgrünen Blättern, und wenn die Blütenblätter schließlich von den Zweigen rieseln, scheint der Winter mit dicken Flocken noch einmal zurückgekehrt zu sein. Zum Glück trügt der Schein!

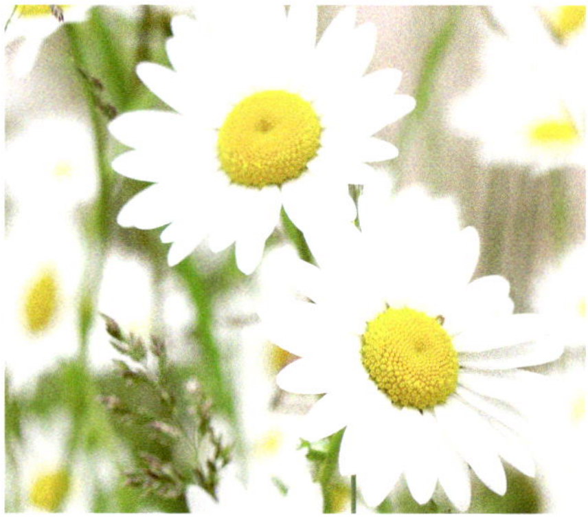

▲ *Waldreben* leuchten als Sterne vor dem Sommerhimmel. Die großen, kräftig lilablauen Blüten sitzen über den Ranken und zieren die begrünten Wände wie eine Blütentapete.

▼ *Fingerhut* schwebt als rosarote Wolke durch den Halbschatten. Es ist Frühsommer, wenn die zweijährige Gartenblume ihre Rosette in die Höhe wachsen lässt.

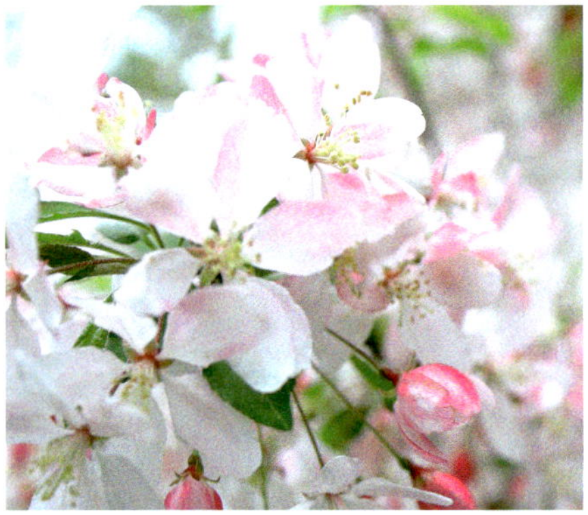

▲ *Margeriten* sind das Sinnbild für die frühsommerliche Wiese, die man unbeschwert und freudig tanzend genießt. Die goldgelbe Mitte scheint wie ein Spiegel für die noch zurückhaltende Sonne, und die weißen Zungenblüten kühlen das Ensemble auf eine frische Note herab. Leichtigkeit zählt zu den großen Stärken der zarten Schönheiten, die gut zu frischen Grüntönen passen.

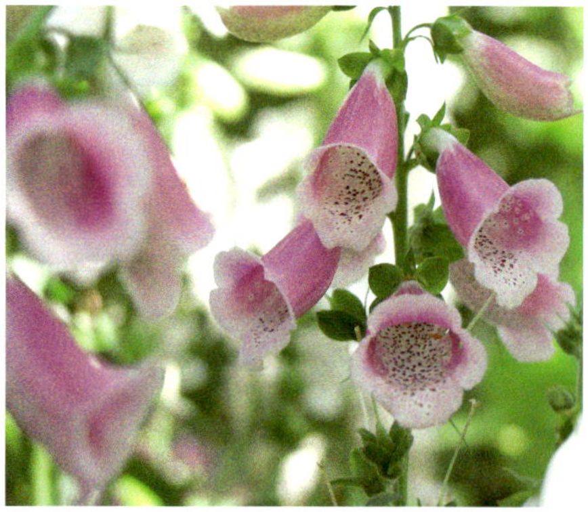

tenjahr

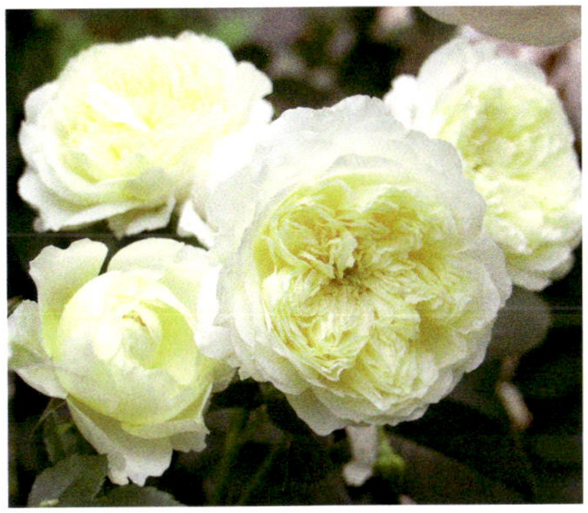

◄ *Rosen* in dezenten Farben wie Hellgelb verheißen Romantik pur und einen Hauch von Nostalgie. Die dichte Füllung der Blütenblätter lockt das Auge, das sich am allmählichen Verändern, von den ersten Knospenansätzen bis zum Verblühen, erfreut. Jeder Tag hat seine Schönheit, die Fantasie und Träume anregt – insbesondere wenn sich köstlicher Rosenduft noch dazugesellt.

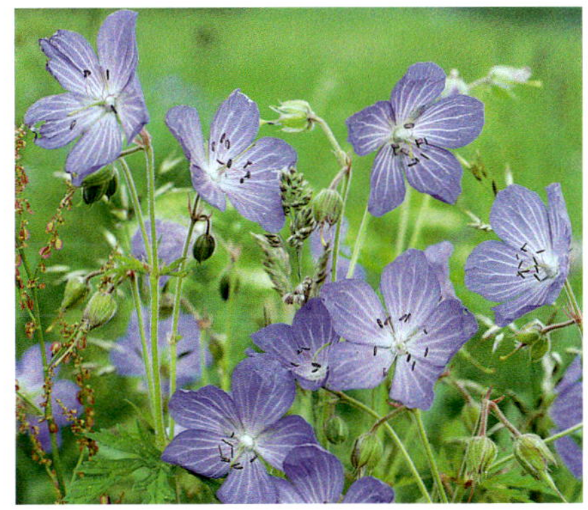

▼ *Wilder Wein* lässt die Wände brennen. Die Glut steigt von oben nach unten herab, wodurch sich malerische Kontraste zwischen den noch hellen Grüntönen und dem leuchtenden Rot ergeben. Die Dauer des Schauspiels hängt von der Witterung ab. Je schneller die Temperaturen sinken, desto früher tanzen die Blätter im Wind und beenden das herbstliche Kunstwerk der Farben.

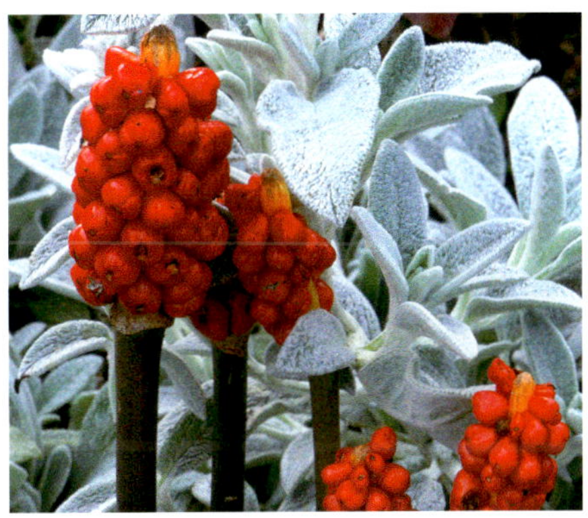

▲ *Storchschnabel* Die Leichtigkeit des Frühsommers kommt in den violetten Blüten des Wiesen-Storchschnabels zum Ausdruck. Diese robuste Schönheit ist sehr pflegeleicht.

◄ *Aronstab* bildet im Herbst die fackelartigen Fruchtstände mit kräftigem Stiel und dicken roten Beeren. Man sieht ihnen die Giftigkeit an.

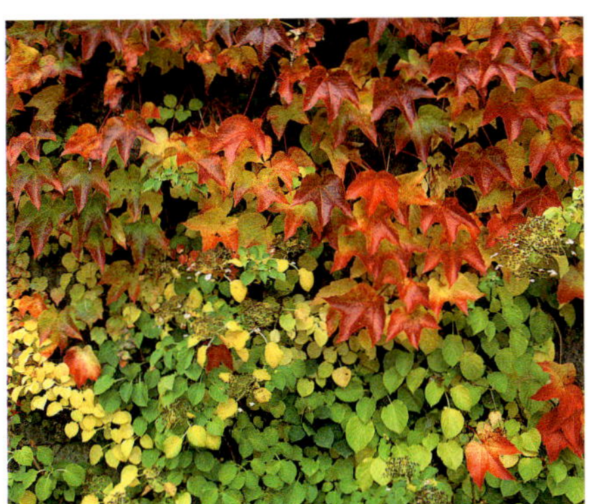

► *Erster Schnee* hält sich wie flauschige Watte zwischen Blattstielen und Trieben. Rosenblätter haften an den Trieben und bilden mit ihren rötlichen Herbstschattierungen wunderschöne Kontraste zu den Schneeansammlungen. Solche zarten Farbenspiele zum Jahresende schärfen nach dem fulminanten Farbenrausch des Herbstes wieder den Blick für das Detail.

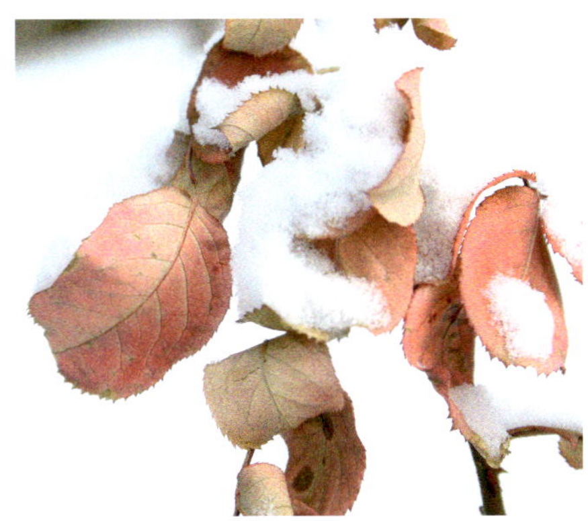

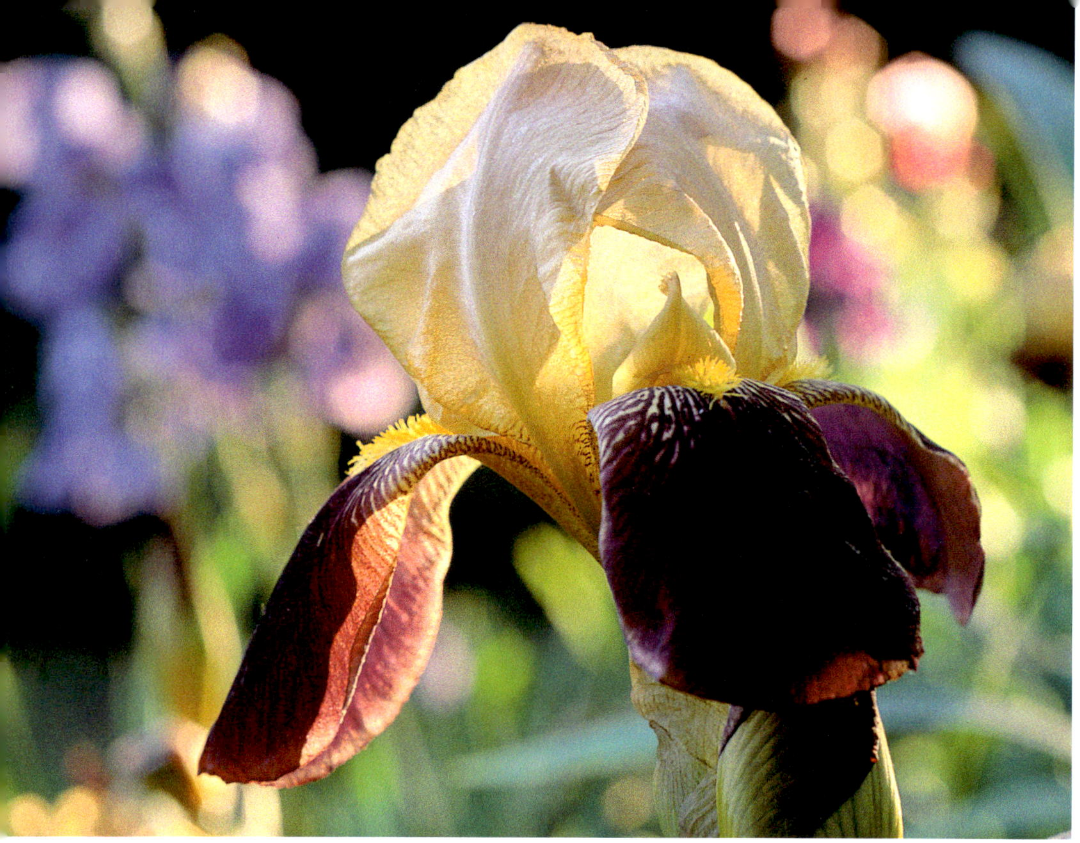

Die Iris wurde nach der Göttin des Regenbogens benannt, weil sich in einer Blüte ein ganzes Farbspektrum zeigt.

Die Welt der Farben spiegelt sich nicht nur in einer Beetgestaltung wider, sondern auch in einzelnen Blüten. Diese Mehrfarbigkeit findet man zum Beispiel im Reich der Rosen, bei Dahlien, Schwertlilien, Phlox und Taglilien. Die Farbenspiele brauchen etwas Platz und ein Umfeld, das es möglich macht, sich darauf zu konzentrieren.

Farben verstärken

Eine zweifarbige Blüte rückt in den Mittelpunkt eines Beetes und des Interesses, wenn die Nachbarpflanzen in nur einer der beiden Farben blühen. Zu einer gelben Dahlie mit orangefarbenen Sprenkeln setzt man entweder schmalblättrige Zinnien in dem Orangeton oder kleinblumige gelbe Studentenblumen. In einer Pflanzung mit verschiedenen Stauden, die pink blühen, kommt ein weißer Phlox mit pinkfarbenem Auge in der Blütenmitte gut zur Geltung.
Auch bei der Ton-in-Ton-Gestaltung ist es hin und wieder ratsam, die Farbe zu verstärken. Hilfreich sind in diesem Fall Accessoires und Möbel. In einer violetten Beetbepflanzung kommt ein gelber Stuhl als Kontrast besonders gut zur Geltung. Und eine Gartenskulptur in sanftem Orange belebt eine vorwiegend grüne Blattschmuckpflanzung angenehm.
Hilfreich sind Accessoires auch in den ersten Jahren einer Staudenpflanzung, wenn der Pflanzenteppich noch nicht zusammengewachsen ist und die Blüten daher noch wenig zahlreich sind. Zwischen der Pflanzung aus gelben Nachtkerzen, Färberkamille und Schafgarben leuchtet eine messingfarbene Sonne. Das Blau der Ritterspornrispen spiegelt sich in der blauen Glaskugel wider.
Das Hilfsmittel, Farben durch Accessoires zu verstärken, benötigt allerdings viel Fingerspitzengefühl. Wenn man sich dieser Unterstützung allzu häufig bedient, nutzt sich die Wirkung ab und das Beiwerk spielt sich unangenehm in den Vordergrund. »Weniger ist mehr« sollte Ihre Devise lauten, damit Sie die Gestaltung angenehm und harmonisch empfinden.

Nicht nur monochrom

Nur selten haben die Blüten an einer Pflanze exakt die gleiche Farbe. Durch unterschiedliches Sonnenlicht und Alter kommt es immer zu kleinen Abweichungen. Schaut man sich Blütenstände daraufhin genauer an, dann entdeckt man, dass genau dieses Verhalten für Lebendigkeit sorgt. Wandelröschen spielen mit Gelb- und Orangetönen, Hortensien mischen Grüntöne in die welkenden rosafarbenen Blütenbälle. In einer Ton-in-Ton-Gestaltung sollte daher immer ganz bewusst die Helligkeit der Farbtöne variieren. Achten Sie aber darauf, dass die Mischung gleichmäßig ist. Helle und dunkle Töne müssen sich locker, aber nicht regelmäßig abwechseln. So bekommt der Farbenmix eine natürliche und charmante Ausstrahlung.

Mittel gegen Langeweile

Wenn man größere Flächen mit einer einzigen Farbe gestaltet, wirken sie schnell fade. Hier müssen ähnliche Töne als sanfte Akzente eingefügt werden. Ein gutes Beispiel zur Verdeutlichung ist die Blattschmuckpflanzung im Bild. In dem schattigen Eckchen wächst kaum etwas Blühendes. Der Blattschmuck wird groß geschrieben. Der Reichtum an großen und kleinen, schmalen und stark gefiederten Blättern lockert die Gestaltung auf. Außerdem setzen die weißen und gelben Blattränder bei Funkien und dem Gras einen pfiffigen Akzent. Im Frühling harmoniert die gelbe Blattzeichnung sogar mit den Trollblumen, die ihre gelben Blüten im lichten Schatten der austreibenden Laubgehölze öffnen. Solche Abwechslung kann man auch in die flächige Pflanzung von Bodendeckern bringen, indem man vereinzelt höhere Pflanzen dazwischen mischt. Das können zum Beispiel Horste von Gräsern sein, die durch einen eigenständigen und dekorativen Wuchs auffallen. Man kann aber auch nur zum Frühling Zwiebelblumen wie Narzissen und Tulpen untermischen.

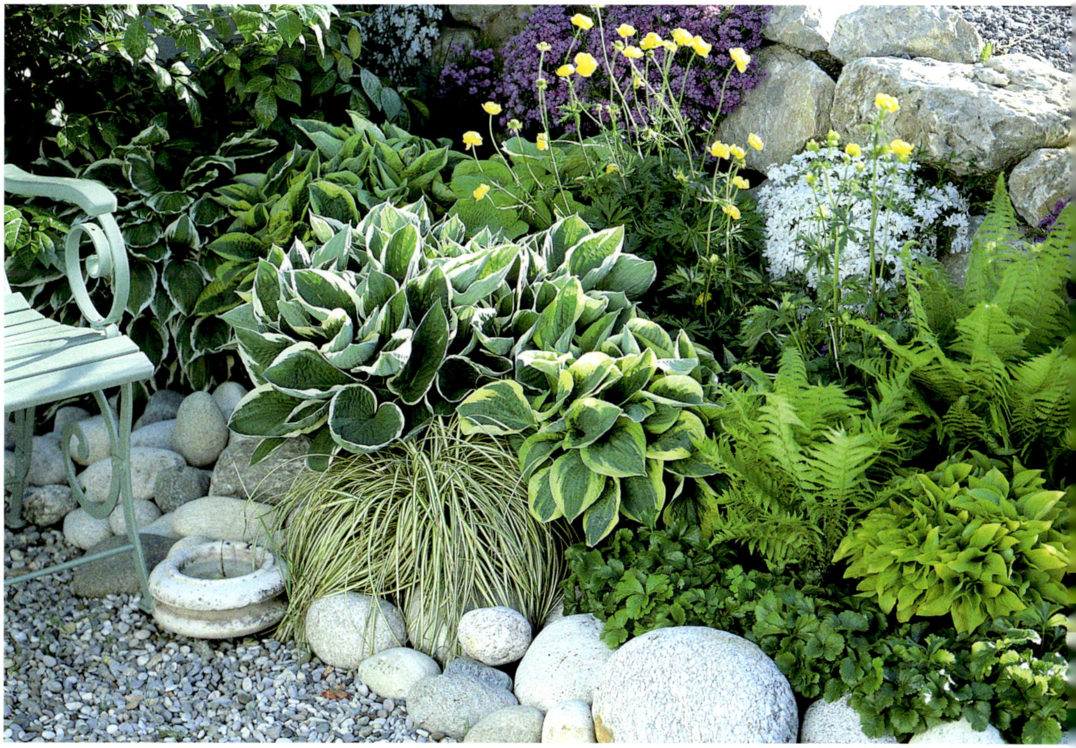

Variationen in Grün verbreiten Harmonie und Ruhe. Zugleich gewinnen die Formen automatisch mehr Bedeutung.

Muntermach

Will man verschiedene Farben miteinander mischen, so sollte man darauf achten, dass der Mix auch Harmonie ausstrahlt.

Sanfte Übergänge

Farben, die auf dem in der Farbenlehre verwendeten **Farbkreis** nebeneinander liegen, passen gut zusammen. Daher kann man beispielsweise Gelb, Grün und Blau gut miteinander verknüpfen. Bei der Umsetzung sollte man darauf achten, dass die Grüntöne ein ausreichendes Gewicht erhalten. Großblättrige Blattschmuckpflanzen wie Funkien oder Bergenien sind eine gute Lösung. Man kann aber auch grün blühende Pflanzen verwenden, wie Zinnien (siehe Bild auf Seite 74) oder Muschelblumen mit großen grünen Hüllblätter, die sich um die eher unscheinbaren Blüten legen. Aus dem Repertoire der warmen Farben ergibt sich aus Gelb, Orange und Rot ein gefälliger Farbverlauf. Man sollte bei der gleichmäßigen Verteilung der Farben nicht nur auf die Pflanzenmenge achten, sondern auch auf die Wirkung der Farbe und die Blütengröße. Rot beispielsweise tritt dominant auf und sollte sparsamer verwendet werden. Und große Blüten sind dann zurückhaltend, wenn sie rasch verblühen.

Belebende Kontraste

Die andere Kombinationsmöglichkeit für Farben sind **Kontraste**. Dabei

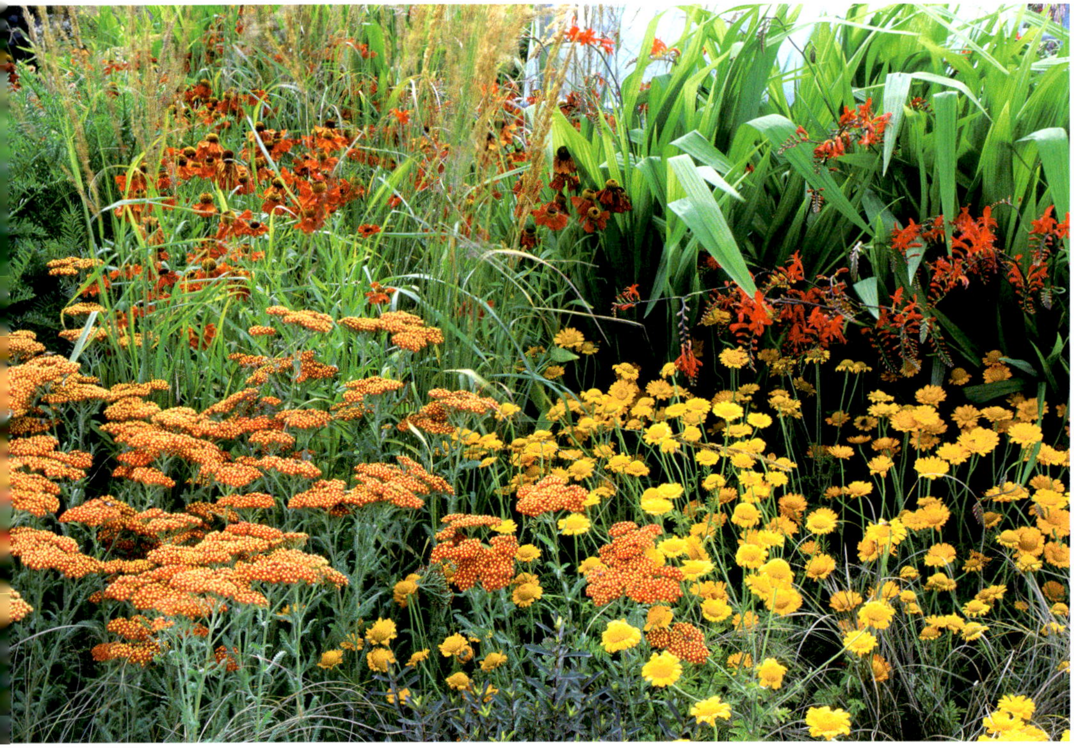

Gelb, Orange und Rot liegen auf dem Farbkreis nebeneinander. Der Farbverlauf gibt der Pflanzung Zusammenhalt.

er

Die beiden Grundfarben Rot und Blau haben kontrastierende Farbtemperaturen, weshalb das Duo so anregend wirkt.

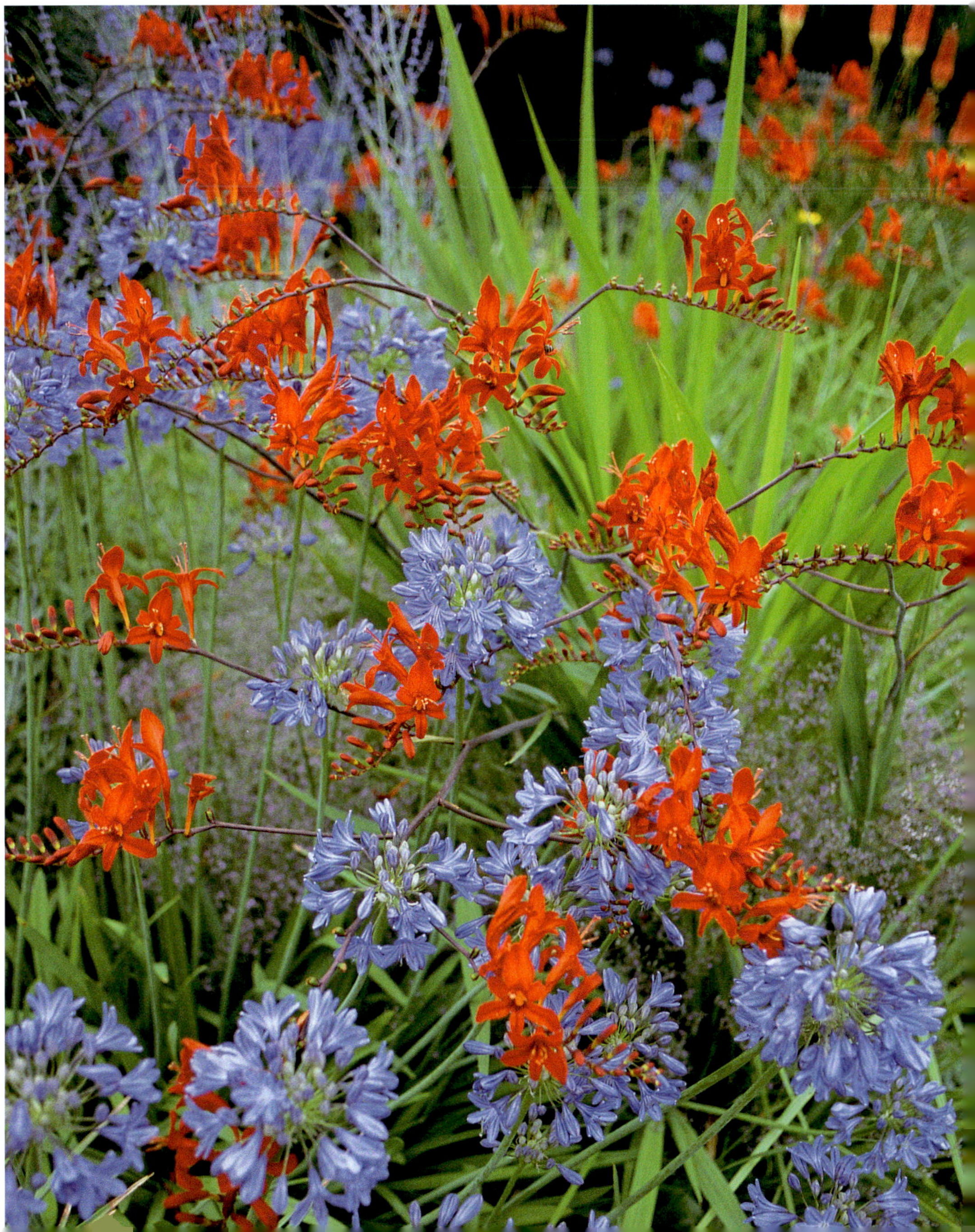

kombiniert man in der Regel zwei Farben, und zwar genau diejenigen, die auf dem Farbkreis gegenüberliegen. Die klassischen Kontraste sind Rot und Grün, Violett und Gelb sowie Orange und Blau. Aber auch Rot und Blau können sich perfekt als zwei gegensätzliche Farben verbinden, wie das Bild rechts zeigt.
Während **Farbverläufe** sanft und beruhigend erscheinen, sind Kontraste lebendig und aktivierend. Daher sollte man sie mit Bedacht verwenden. Nichts spricht gegen kontrastierende Intermezzos in Beeten, die mit gleichen Tönen spielen. So kann man etwa in ein Beet mit sonnengelben Sommerstauden einige violette Herbstastern setzen. So belebt sich das Treiben zum Finale der Saison.

Farbverstärkende Begleitung

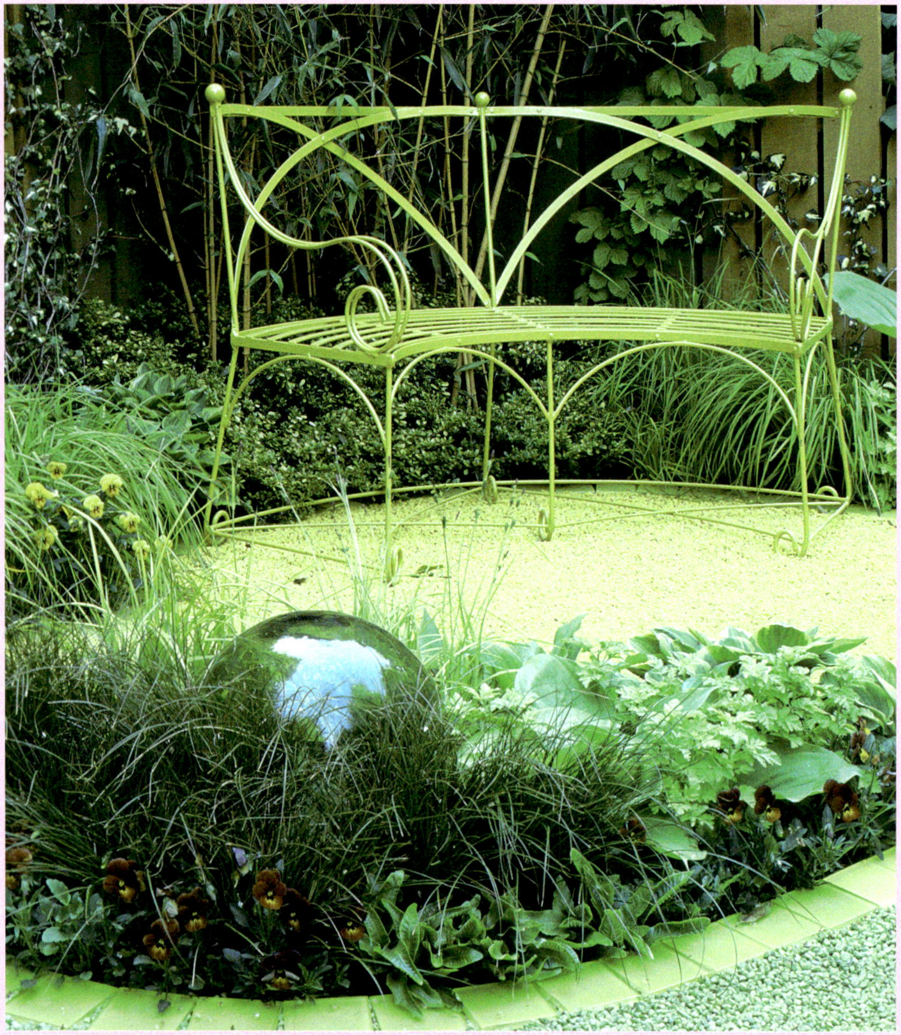

Möbel und Zäune, Figuren und Kunstwerke, Kissen und Decken unterstützen die Farbwelt des Gartens und zeigen sich unbeeindruckt von den Jahreszeiten. Das Beiwerk eignet sich besonders gut, um das Farbkonzept einer Bepflanzung herauszuarbeiten. Ein kleiner Sitzplatz, der mit beruhigend grünen Blattschmuckpflanzen gestaltet wird, erhält mit einer grünen Bank und einer glasierten Tonkugel wie im Bild links Ausdruckskraft. Man spürt die Ruhe, lebhaft bunte Blüten werden nicht vermisst. Wenn man allerdings eine Blattschmuckgestaltung als langweilig empfindet, kann man durch eine orangefarbene Kugel oder einige bunte Kissen das Eckchen beleben. Ebenso lassen sich kleine Akzente setzen, wenn man das Gefühl hat, dass noch etwas Raffinesse fehlt. Zwischen den hellrosa Blütenwolken von Malven, Schleierkraut, Phlox und Indianernessel kann eine pinkfarbene Fahne für eine pfiffige Note sorgen, wenn die pinkfarbenen Rosen bereits verblüht sind und es an wohltuender Abwechslung mangelt.

Beiwerk

Bauliches

Wände sind eine ideale Möglichkeit, die Farbstimmung zu unterstreichen. Je größer die zur Verfügung stehende Fläche, desto intensiver ist die Wirkung der Farben. Bei kräftigen Tönen kann die Dominanz störend wirken, doch wird dies gebrochen, wenn man Kletterpflanzen wie im Bild unten an den Wänden in die Höhe klettern lässt. Auch Spaliere, Zäune und Pergolen können sich durch einen farbigen Anstrich als belebendes Element in die Gestaltung einbringen. Bei hellen Farben muss man bedenken, dass die baulichen Elemente ungepflegt wirken, wenn sie angeschmutzt sind. In dunklen Farben treten Einfriedungen und Kletterhilfen dezent in den Hintergrund.

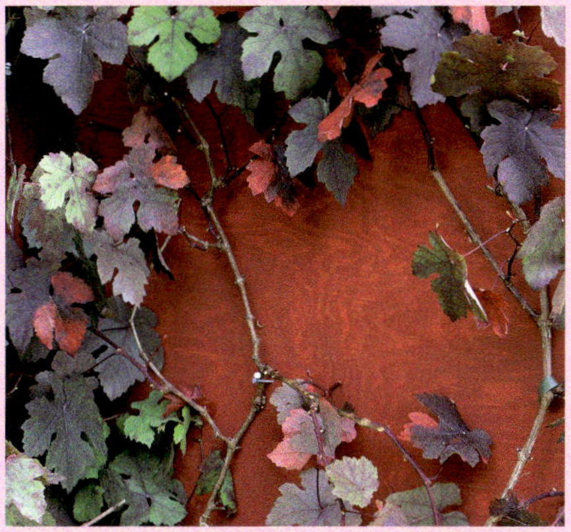

Dekoratives

Heute steht Ihnen der Sinn nach einer knalligen Farbe, die Sie aufmuntert, und schon ein paar Tage später wünschen Sie sich sanfte Töne als Beruhigung? Die Helfer für wechselnde Wünsche heißen Dekoartikel: von Decken über Kissen, Körbe, Gläser, Übertöpfen bis hin zu Kerzen. Ein mit neutralen Farben wie Weiß oder Holztönen möblierter Sitzplatz kann durch entsprechende Ausstattung in der Farbwelt ständig wechseln. Auch die Randbepflanzung sollte sich dezent zurückhalten, wenn die eigene Stimmung den Ton angibt. Ebenso kann man die Farben mit den Jahreszeiten wechseln. Dann ist es auch leichter, die Pflanzen mit in das Konzept einzubeziehen.

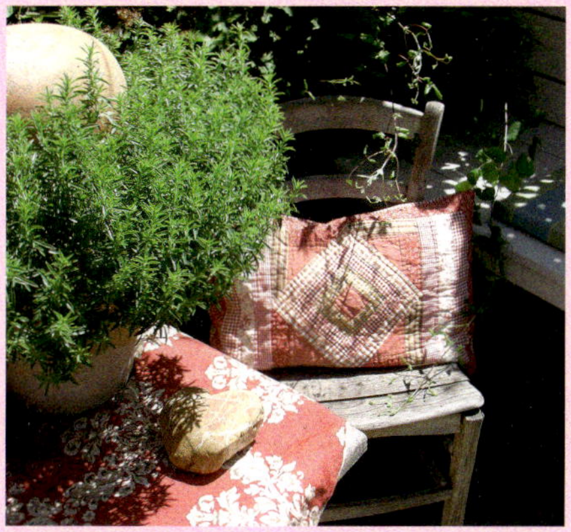

Möblierung

Möbel können durch ihre Farbe zum Blickfang werden. Im Bild unten leuchten die orangefarbenen Designerstühle von weitem und locken den Betrachter an. Ebenso gut kann sich ein dunkelgrüner Stuhl verstecken, sodass ihn eben nicht jeder findet. Natürlich können Möbel, die markant sind, die Farbwelt einer Gestaltung unterstützen, indem sie sich in eine harmonische Ton-in-Ton-Gestaltung einfügen oder aber mit einem kräftigen Kontrast aufwarten. Schlichte Holz- oder Eisenmöbel, die man anstreichen kann, bleiben durch regelmäßigen Farbwechsel interessant und lassen Variationen im Umgang mit Farben zu. Manchmal sind sie auch ein Spiegel der Gefühle ...

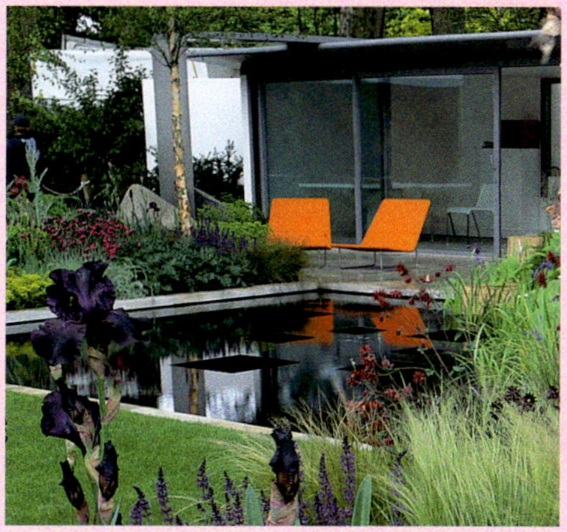

Wohlgerüche

Eine Symphonie der Düfte

Die Nase ist ein sehr feines Sinnesorgan, das gut funktioniert, wenn man es immer wieder schult. Darüber hinaus stellt dieser Sinn etwas ganz Besonderes dar, was man zum Beispiel daran erkennt, dass Düfte schwer zu beschreiben sind, man aber meistens einen passenden Vergleich findet. In unserem Gehirn werden die Düfte, die man aufspürt, nämlich ganz automatisch mit dem Umfeld und der Situation verknüpft. Noch im hohen Alter fallen uns Erlebnisse aus Kindertagen ein, wenn man auf einen Duft trifft, den man damals kennen gelernt hat. So schult man beim Schnuppern nicht nur die Nase, sondern auch das Gedächtnis.

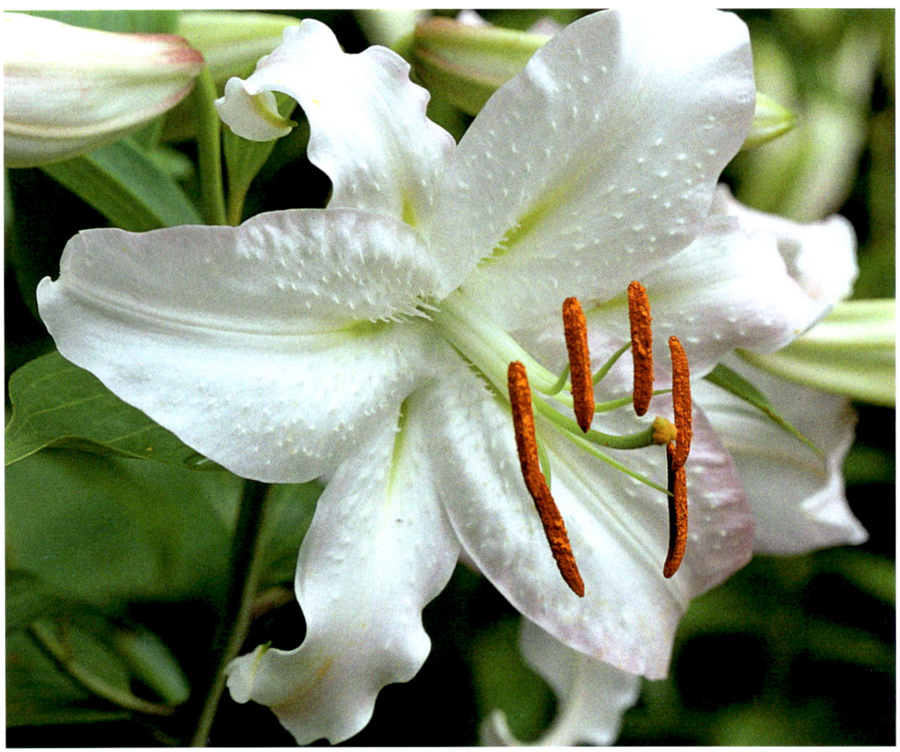

Lieblingsdüfte bevorzugt

Aus den Besonderheiten der Wahrnehmung von Düften erklären sich auch zahlreiche Vorlieben und Abneigungen. Verknüpft man ein fröhliches Ereignis mit einem Duft, so kann dieser auch über viele Jahre hinweg gute Laune verbreiten. Das gilt es zu nutzen. Verteilen Sie also Ihre Lieblingsdüfte im Garten, damit Sie sich beim Schnuppern in die Blüten immer wieder Freude verschaffen. Stark duftende Pflanzen sollte man jedoch mit etwas Abstand genießen. Die intensiven Parfüms können Kopfschmerzen auslösen. Vor dem Schlafzimmerfenster oder am Sitzplatz haben diese Pflanzen nichts zu suchen.

LINKS: Süßliche und teils sehr kräftige Duftnoten sind typisch für die großen Blütensterne der Lilien.

RECHTS: Die orientalisch anmutenden Düfte der Rosen zählen zu den Klassikern in der Parfümerie des Gartens.

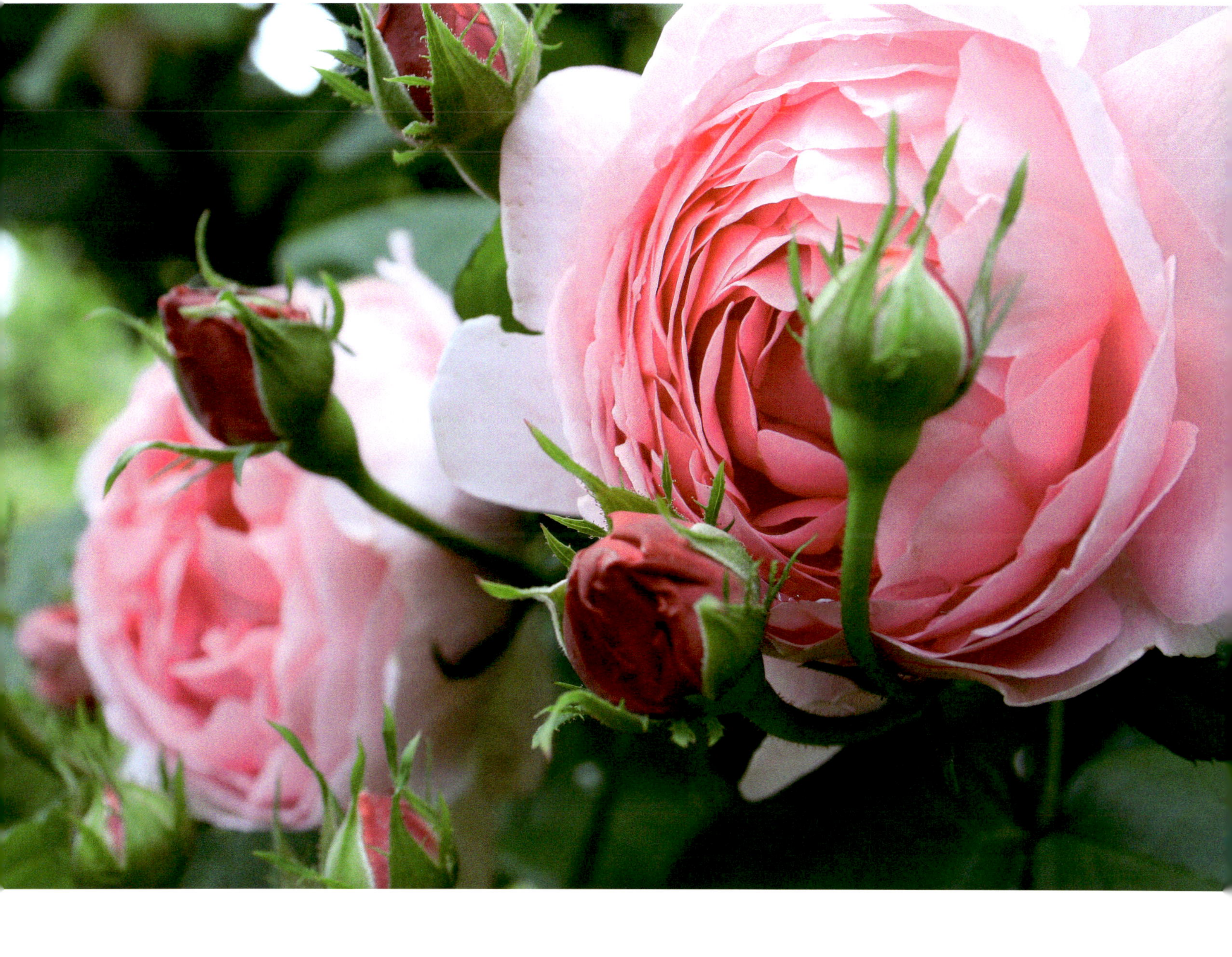

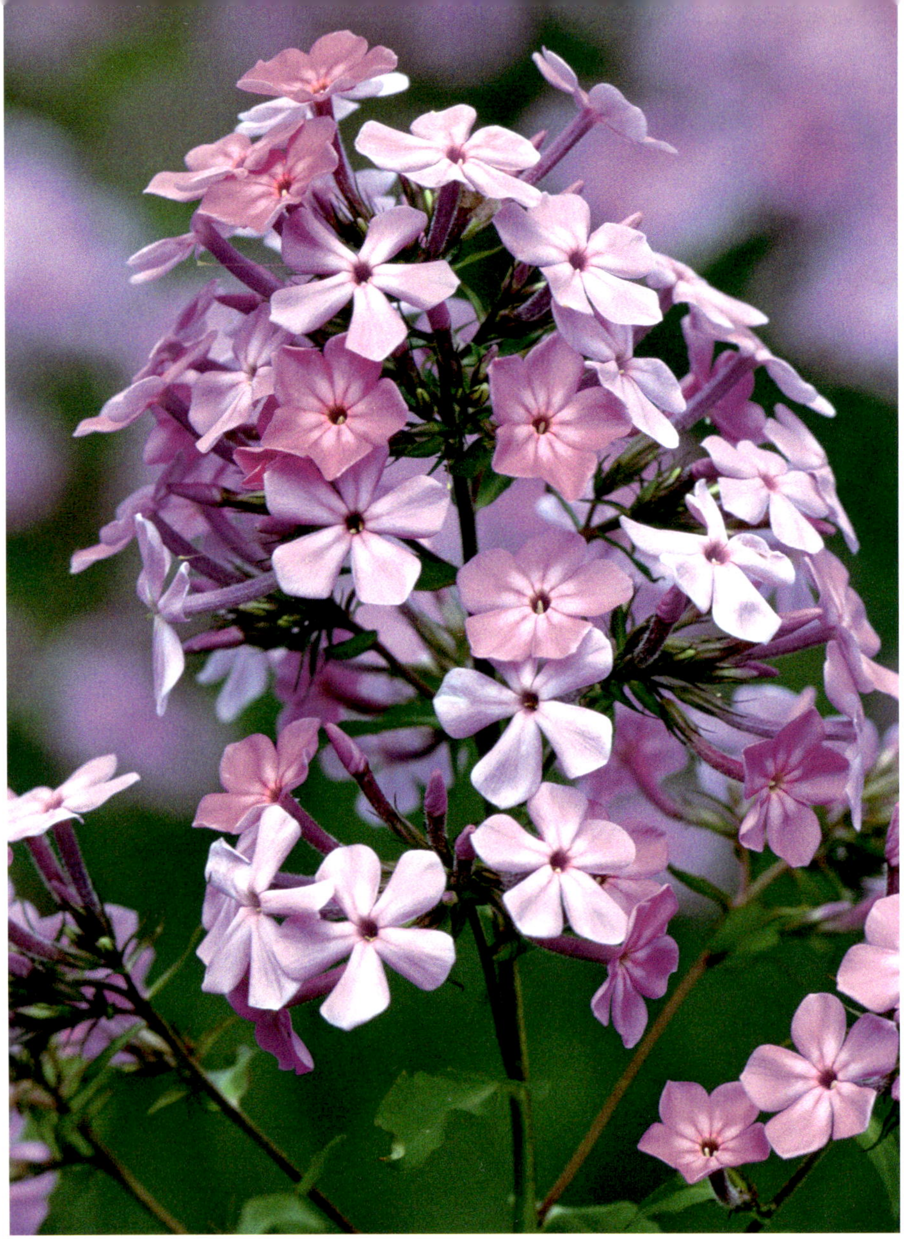

Sommerphlox verbreitet mit seinem blumigen Duft die Unbeschwertheit der sommerlichen Urlaubszeit.

Düfte können in verschiedene Gruppen eingeteilt werden. Wenn man im Garten mit den Blütenparfüms gestaltet, sollte man die Sinne nicht überstrapazieren. Es gehört schon viel Wissen dazu, ein Parfüm zu kreieren, es zu pflanzen ist noch komplizierter. Meist sind die Gemische aus verschiedenen Duftrichtungen nicht harmonisch. Im Wellness-Garten geht es auch nicht darum, mit Düften aktiv zu gestalten, sondern vielmehr darum, duftende Pflanzen zu integrieren. Lassen Sie einzelnen Pflanzen ausreichend Raum, damit sich der Duft entfalten kann. Lernen Sie verschiedene Düfte kennen und schulen Sie so Ihre Sensibilität für Wohlgerüche. Schon bald werden Sie merken, wie unterschiedlich die Intensität der Düfte ist. Das Wetter und die Tageszeit spielen auch eine Rolle, schließlich stellen die Pflanzendüfte ein Lockmittel für Insekten dar. Einige Pflanzen, wie Nachtviole und Ziertabak, duften vorwiegend nachts. Wie schön, wenn man diese Information so nutzt, dass man die Pflanzen an den Gartenweg pflanzt. Im Winter blühen Mahonien, Winter-Geißblatt und Zaubernuss. Ihre Blüten sorgen für angenehme Aromen in der Luft und sollten auch in der kalten Jahreszeit leicht zu erreichen sein.

Blumige Parfüms

Eine ganze Reihe von Pflanzen hat einen ganz charakteristischen, wohlriechenden Duft. Dies gilt etwa für Veilchen, Nelken, Flieder und Maiglöckchen. Auch einen ganz eigenen Rosenduft gibt es, der aber nicht für jede duftende Rose zutrifft. Die meisten dieser aromatischen Düfte sind so eigenständig, dass man sie auch zur Beschreibung der Düfte anderer Pflanzen verwendet. Häufig beispielsweise kommt der Jasmin-Duft vor. Meistens sind diese Düfte süßlich und pudrig, manchmal ein wenig balsamisch.

Herbe Noten

Den Kontrast zu den zuvor beschriebenen bilden die würzigen, pfeffrigen, holzigen und harzigen Düfte. Die Beschreibungen dieser Parfüms geben bereits Auskunft, wo man diese Duftnoten vor allem antrifft: im Reich der Kräuter und in der Welt der Gehölze. Denn auch bei letzteren findet man Aromen wieder: Reibt man die Blätter des Gewürzstrauches, so entfaltet sich eine Mischung aus Kampfer, Holz und Wurzeln.

Fruchtig wie ein Obstkorb

Schnuppern Sie an den Blättern der Weinrose, geschieht etwas Seltsames. Plötzlich fühlen Sie sich an einen Korb reifer Äpfel erinnert. Tatsächlich riechen die Blätter der Ananasminze nach Ananas. Die Pflaumeniris wird ebenfalls auf Grund ihres fruchtigen Blütenduftes so genannt, nicht etwa wegen der pflaumenblauen Blüten. Zitronige Düfte findet man häufig in Blättern: Streichen Sie mal über Zitronenmelisse, den Zitronenthymian oder Zitronenduft-Katzenminze.

Der Lieblingsduft

Auf den Duft, den man besonders gerne mag, sollte man nicht verzichten. So ein bevorzugter Wohlgeruch neben der Hollywoodschaukel hilft dabei, sich vergnüglich in den lang ersehnten Feierabend zu stürzen oder eine kurze Pause optimal zu nutzen, weil man sich unweigerlich wohlig und vertraut fühlt.

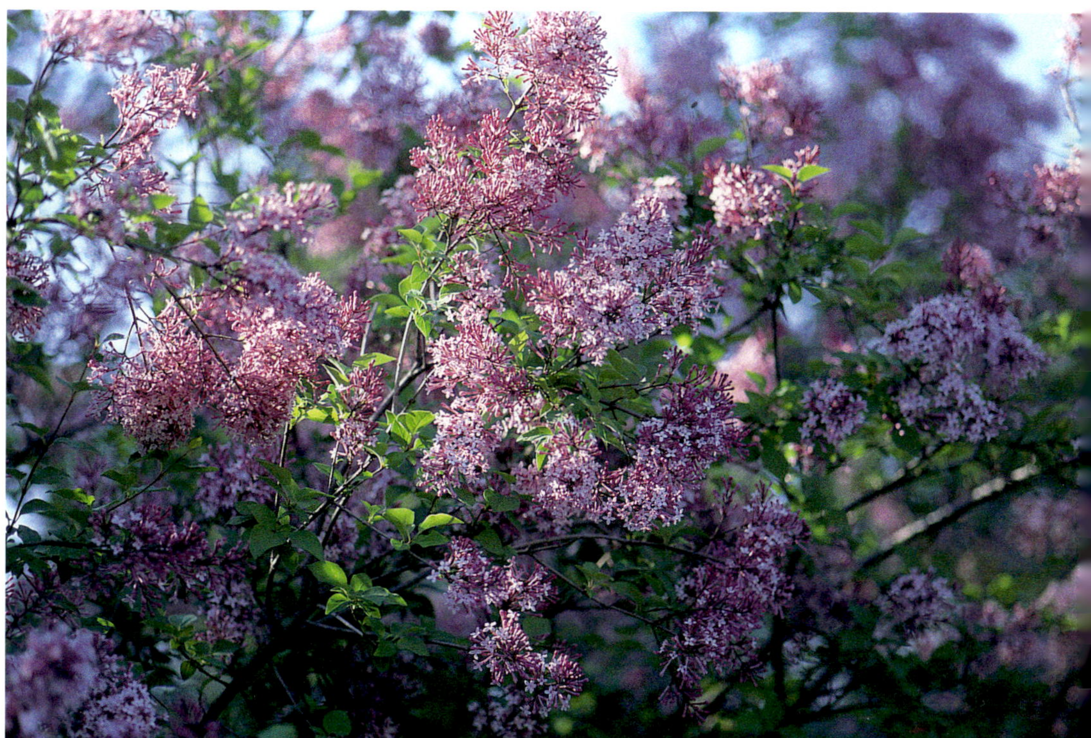

Flieder blüht in der Zeit der Familienfeste: Im Mai, dem klassischen Hochzeitsmonat, wird Muttertag gefeiert.

Blütenparfü

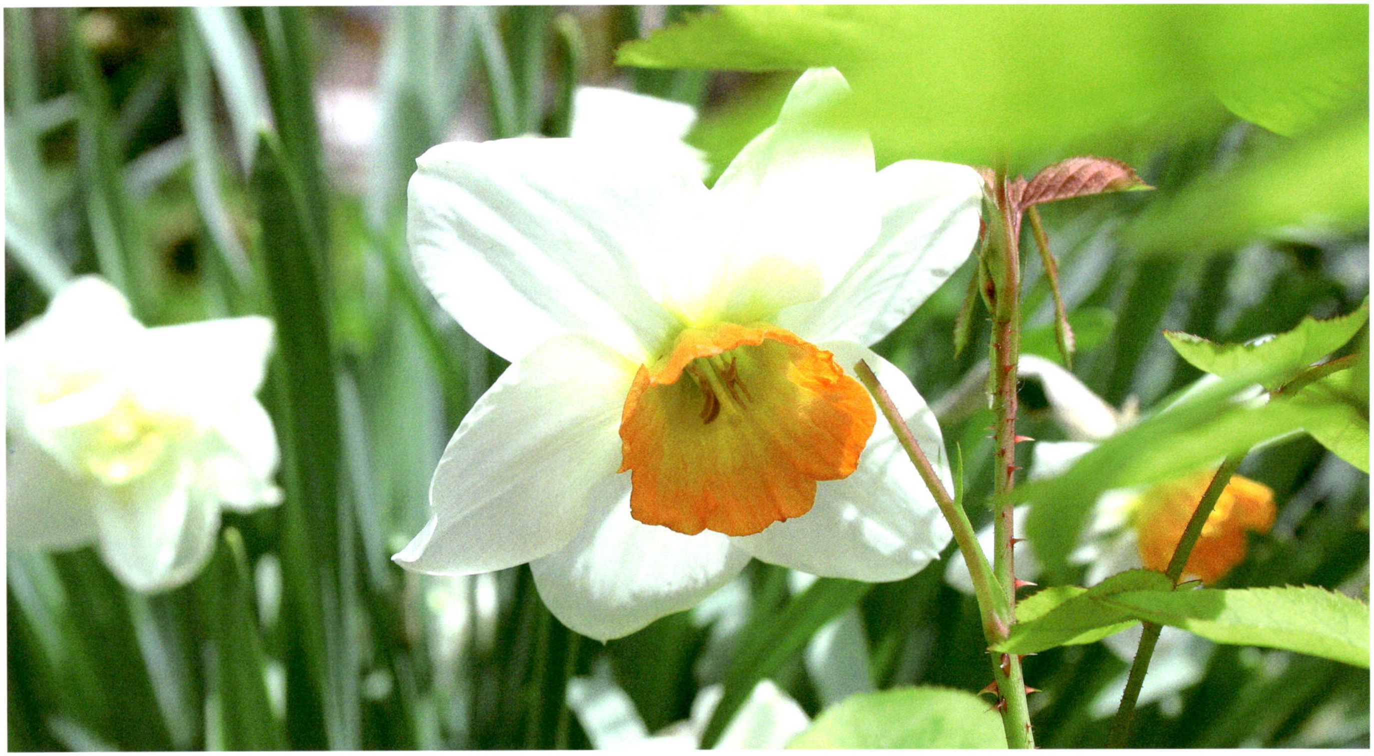

Anfang Mai ziehen liebliche Duftwolken am Gartenhorizont auf: Sie stammen von spätblühenden Dichternarzissen.

Wenn man in den Garten geht, lohnt es sich immer, tief durchzuatmen. Jede Zeit hat ihren ganz eigenen Duft. Bevorstehenden Schneefall im Winter riecht man ebenso wie einen Sommerregen, der den Staub aus der Luft wäscht. Die feuchte Herbsterde hat einen ganz besonderen Duft, der deutlich von dem frisch umgegrabener Böden im Frühling zu unterscheiden ist. Neben diesen natürlichen Wohlgerüchen hat jede Jahreszeit auch ihre besonderen Duftpflanzen, die ganz markant und charakterisierend sind.

Düfte für alle Jahreszeiten

Das Ende des Winters wird vom lieblichen Duft der Veilchen verkündet. Sobald die Temperaturen ausreichen,

ms

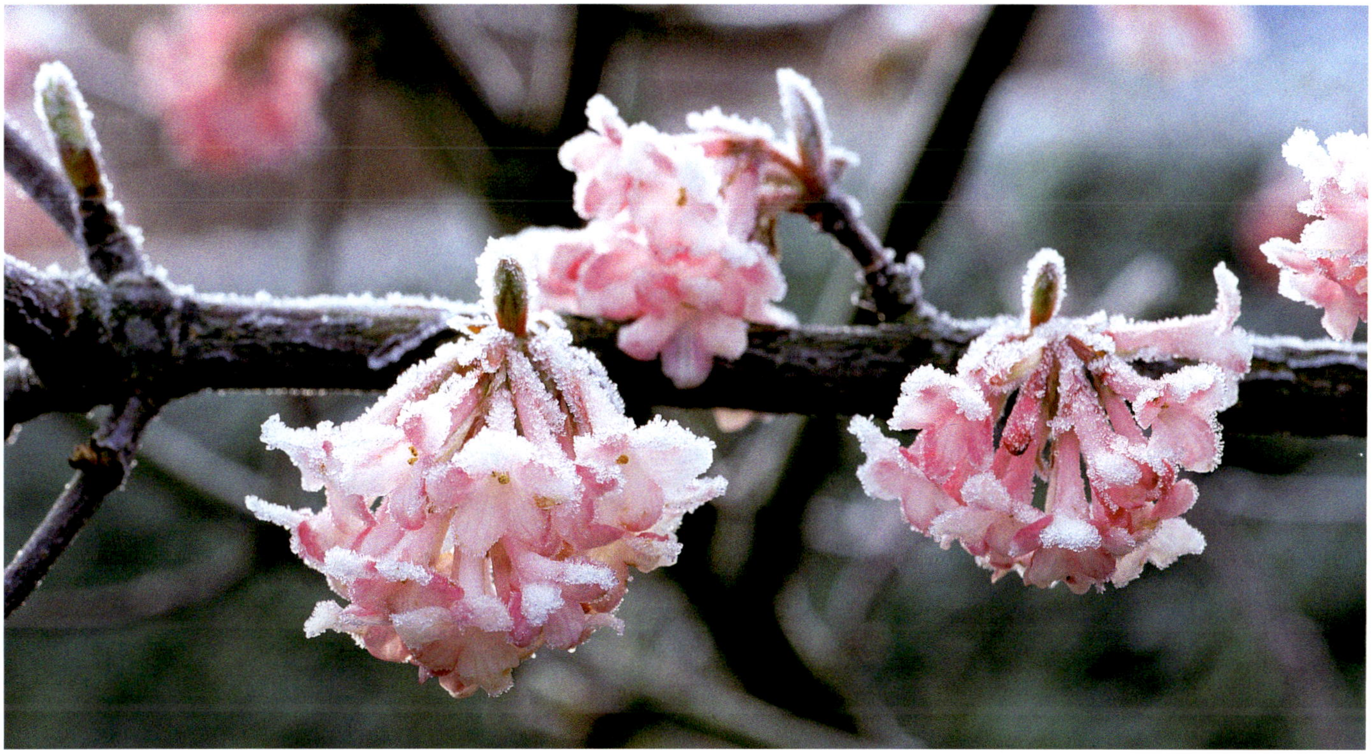

treiben die Knospen. Anschließend kommt mit Hilfe von Hyazinthen Schwung in den **Frühling**sreigen. Der **Frühsommer** beginnt mit den Duftwolken von Fliedersträuchern und Blauregen, bevor unweigerlich die Rosen mit ihren vielfältigen Düften in den Vordergrund rücken. Je weiter der **Sommer** fortschreitet, desto häufiger trifft man auf die würzigen Düfte. Lavendel, Rosmarin und Thymian erfüllen die warme Sommerluft mit ätherischen Ölen. Frische mischen die Zitronendüfte von Zitronenthymian, Zitronenmelisse und Zitronenstrauch dazwischen. Fruchtige Noten von reifenden Äpfeln kennzeichnen den **Herbst**. Meist kommen erdige Töne sowie die herbe Note von Chrysanthemen dazu. In der **Winter**ruhe überrascht vereinzelt eine Zaubernuss die feinen Sinne der Nase.

Der Winter-Schneeball breitet sein süßliches Parfüm im Winter aus, noch ehe sich Blätter an den Trieben zeigen.

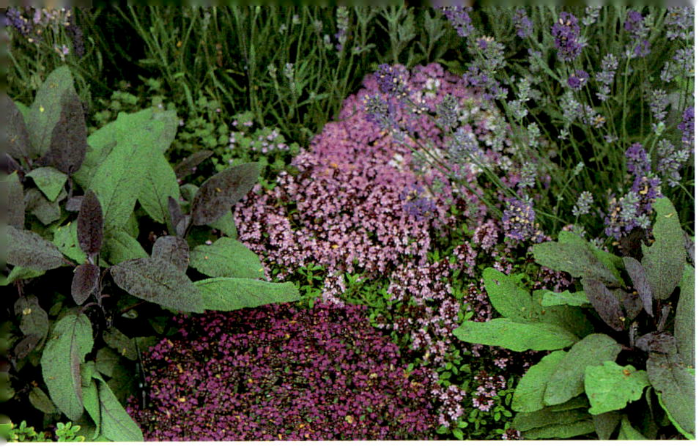

Ein Thymianteppich entfaltet seine Duftwolken, wenn man darüber geht. Das kompakte Grün ist trittfest.

Gestalterisch gibt es viele Möglichkeiten, Duftpflanzen in den Wellness-Garten zu integrieren. Dabei spielen sowohl die Jahreszeiten als auch die Wuchseigenschaften der Pflanzen eine Rolle.

Ein aromatischer Teppich

Einige Pflanzen bilden dichte Polster mit duftenden Blätter. Wenn man über diese Pflanzen läuft, löst sich mit jedem Schritt eine kleine Duftwolke. Römische Kamille kann man sogar in die Rasenfläche integrieren. Der Polsterthymian braucht dagegen eher einen trockenen Boden, sodass er sich für einen Weg mit Natursteinplatten eignet. Oder Sie pflanzen inmitten einer größeren Rabatte halbhoher Stauden einen Weg aus Polsterthymian, der Eingeweihte mitten durch die Blütenpracht führt. Nur während der Blütezeit sollte man vor allem beim Thymian vorsichtig sein und nicht barfuß über die Fläche gehen. Bienen umschwirren eifrig die rosaroten Blüten. Für die Pflanzung des Duftpfades setzt man die Pflanzen mit einem Abstand von 10 bis 20 cm. Die Zwischenräume wachsen rasch zu.

Dufte Ideen am Wegesrand

Duftende Sträucher und Stauden benötigen einen guten Platz: Man sollte häufig vorbeikommen und die Blüten leicht beschnuppern können. Der Wegesrand eignet sich hierfür besonders gut. Auch die Eckpunkte an den Beeten kann man leicht erreichen. Duftende Winter- und Frühlingsblüher wie Duftschneeball und Maiglöckchenstrauch bleiben im Vorgarten und verwöhnen Bewohner und Besucher regelmäßig, wenn Sie zum Hauseingang gehen.

Der Nase entgegen

Ein abgesenkter Sitzplatz wird von Mauern eingerahmt. Diese eignen sich hervorragend für niedrige Duftpflanzen, weil die Mauer wie ein Sockel die Blütendüfte der Nase näher bringt. Niedriger Polsterphlox breitet sich an den Rändern zum Sitzplatz aus, später verströmt Reseda ihren Duft bis zum Herbst. Auf einem Hanggelände kann man eine Terrassierung ebenso gut als Pflanzplatz für niedrige Duftpflanzen verwenden wie einen Treppenauf- oder -abgang. Im

POTPOURRI – EIN GARTENSOUVENIR

Die Düfte des Gartens ziehen mit einem selbst hergestellten Potpourri in die Wohnung ein. In den Frühsommerwochen erntet man dicht gefüllte Rosenblüten, die kurz vor dem Welken sind, und legt sie in Schalen. Wer mit den Blüten der Königin der Blumen nicht geizen muss, legt einige Blüten dazwischen, die sich gerade erst geöffnet haben. Nehmen Sie immer ähnlich duftende Sorten. Später im Sommer stellt man eine Mischung aus Kräutern wie Zitronenmelisse, Thymian, Oregano, Lorbeer und Salbei her. Aus frischen Lavendelblüten kann man ein Raumspray herstellen. Dazu werden die Blüten in Wasser aufgekocht, dann lässt man die Mischung 15 Minuten köcheln. Die Blüten werden abgeseiht, und das Duftwasser wird in einen Zerstäuber gefüllt.

Duftpelargonien in Töpfen, an den Sitzplatz gerückt, beleben mit ihren feinen Düften die Atmosphäre.

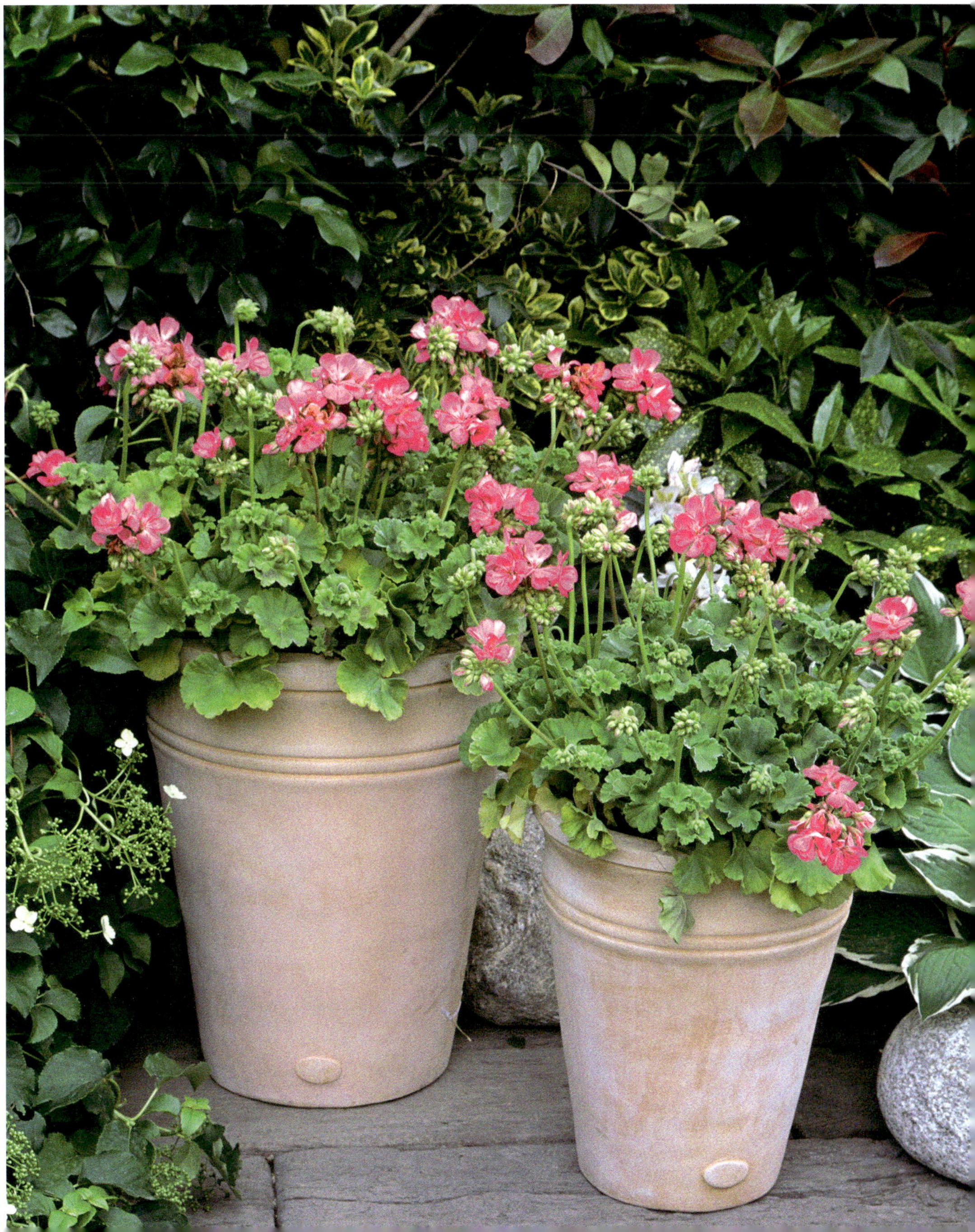

Schatten breiten sich Maiglöckchen aus, und in die gleißende Sonne kann man ein Polster der Korsischen Minze setzen. Diese unscheinbare kleine Polsterpflanze entfaltet ein enormes Aroma, wenn man mit der Hand sanft über die Blätter streift.

Der Kübel als Duftflakon

Duftpflanzen bleiben in Kübeln mobil und können immer dorthin gestellt werden, wo man sie haben möchte. Besonders reizvoll ist eine Gruppe aus verschiedenen Duftpelargonien für sonnige Plätze. Auch der Zitronenstrauch, eine verholzende Kübelpflanze mit Duft, baut sich dekorativ neben der Terrasse auf.

Beauty-

Kräuter für die Naturkosmetik

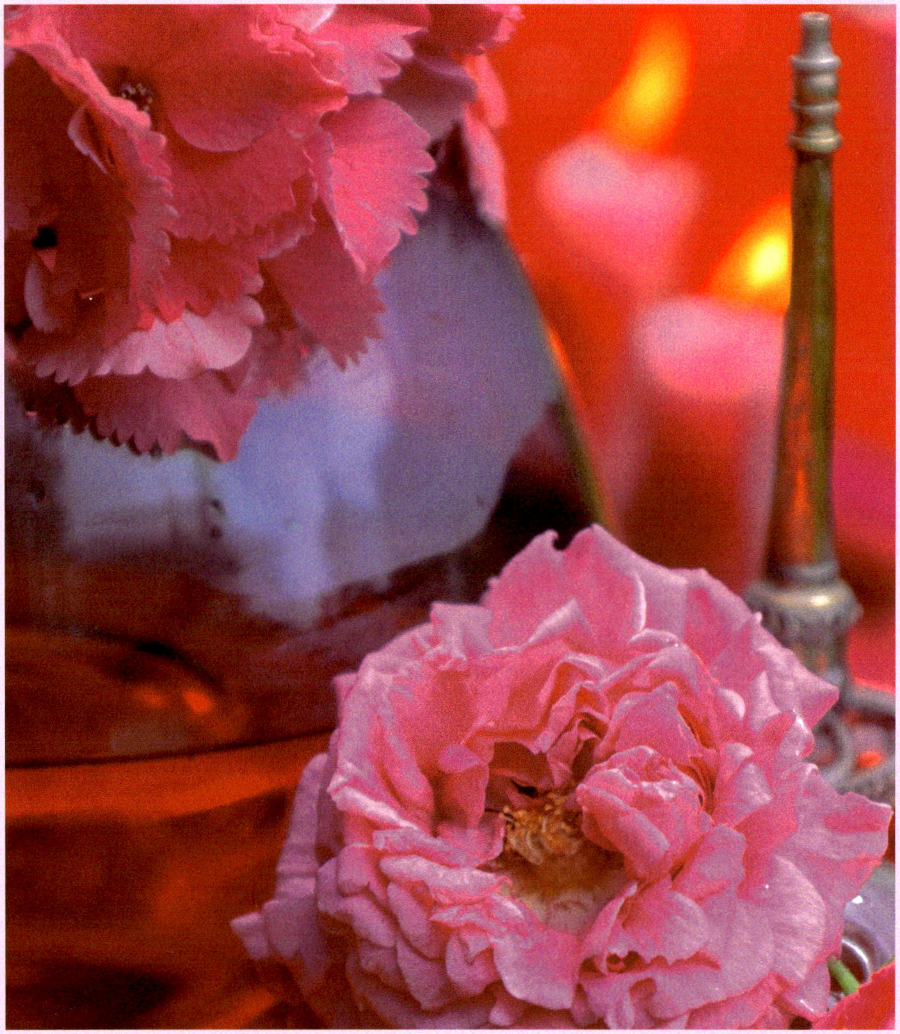

Blüten und Kräuter aus dem eigenen Garten lassen sich natürlich auch als naturbelassene Zusätze für Elixiere, Tinkturen und Tees verwenden. Das A und O besteht darin, dass man in einer Gegend mit unbelasteter Luft wohnt, damit sich keine Schadstoffe in und auf den Pflanzen abgelagert haben. Außerdem sollte man möglichst biologisch gärtnern.
Nehmen Sie sich für die Ernte und Zubereitung von Elixieren, Badezusätzen und Tees Zeit. So können Sie die Wellnesskur besonders gut auskosten. In einem Körbchen sammelt man die geernteten Blätter und Blüten. Wichtig ist, dass Morgentau und Regentropfen abgetrocknet sind. Bevorzugt sollte man ausgewachsene Blätter und bereits geöffnete Blüten verwenden. Wenn man die geernteten Kräutersträußchen etwas anwelken lässt, sind sie besonders reich an den wertvollen und wohlriechenden Inhaltsstoffen. Für Badezusätze gibt man die Blätter in ein Mullsäckchen. Blütenblätter lässt man auf dem Badewasser schwimmen: Das gibt der Zeremonie eine romantische Note.

Kräuter

Teemischung

Ein heißer Tee aus frischen Kräutern ist etwas ganz Besonderes. Die verschiedenen Pflanzen haben unterschiedliche Wirkungen. Nach einem anstrengenden Tag tut eine beruhigende Mischung aus Kamille, Zitronenmelisse und Hopfen gut. Wichtig ist es, dass man den Tee in kleinen Schlucken ganz bewusst trinkt. Nehmen Sie sich dafür Zeit. Fühlen Sie sich schlapp und müde, so brauchen Sie einen anregenden Tee, zum Beispiel aus Rosmarin. Die frischen Kräuter werden mit kochendem Wasser aufgegossen. Man lässt sie zwischen fünf und acht Minuten ziehen, bevor man das Kraut herausnimmt. Je nach Geschmack können Sie sich den Tee mit einem Löffel Honig versüßen.

Gesichtmaske

Eine Wohltat für die stark beanspruchte Haut des Gesichts ist eine Maske. Um fettige Haut zu pflegen, erntet man im Garten Kamille, Schafgarbe, Petersilie und Pfefferminze. Zwei Hände voll werden mit einem halben Liter Wasser aufgekocht. Nach 15 Minuten nimmt man die Mischung vom Herd und lässt sie abkühlen. Zwei Esslöffel gemahlener Hafer werden mit drei Esslöffeln des Kräutersuds zu einer Paste vermischt. Diese wird dick auf die Haut aufgetragen. Nach 10 Minuten wäscht man die Maske mit warmem Wasser ab. Für trockene Haut sollten Sie frischen Hauswurz, Malve und Borretsch aufkochen. Statt Hafer verwenden Sie geschroteten Leinsamen.

Badezusatz

Entspannende Bäder verwöhnen nach einem langen Arbeitstag oder der großen Aufräumaktion im Garten. Am besten füllt man die Kräuter – frisch oder getrocknet – in einen großen Teebeutel oder ein Mullsäckchen. Beruhigend wirkt die Mischung aus Kamille, Lavendel und Hopfen. Als Variante können Sie Kamille, Baldrian, Rosmarin, Schachtelhalm und Pfefferminze mischen. Ein dicker Strauß Kölnischwasser-Minze im Badewasser erfrischt für den Abend. Man kann die Kräuter auch zunächst aufkochen lassen, damit sich die Wirkung voll entfaltet. So lässt sich ein Thymian-Tonikum zur Entspannung oder ein beruhigender Badezusatz aus Zitronenmelisse frisch herstellen.

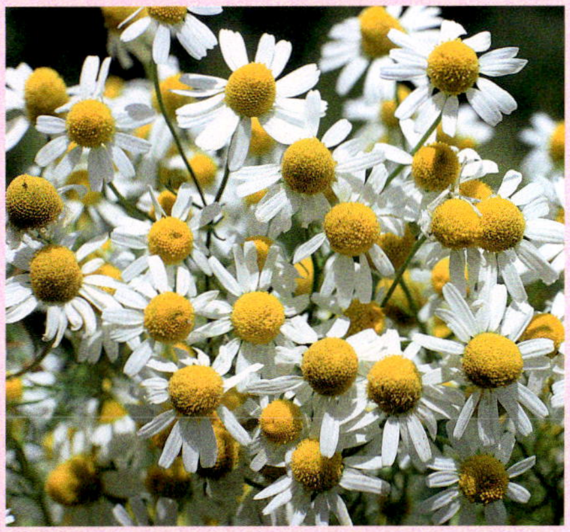

Kamille

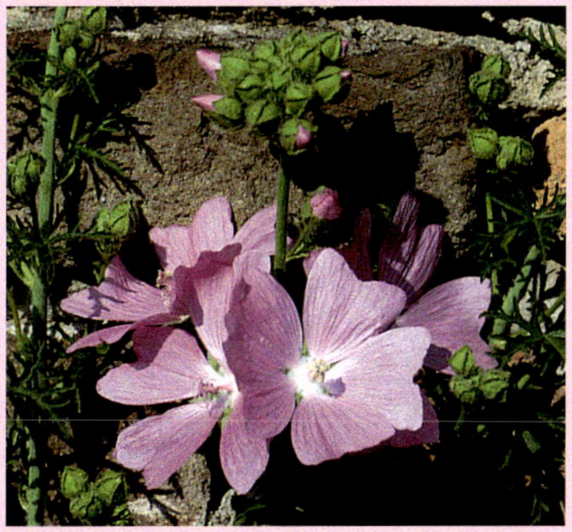

Malve

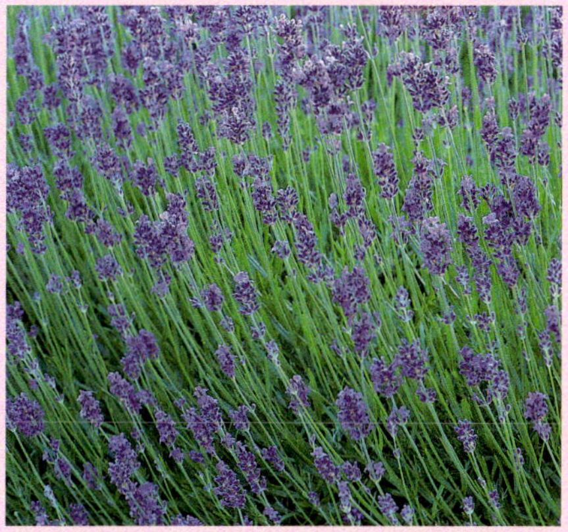

Lavendel

Streichelein

Grüne und silbrige Streicheleinheiten

Flauschig weiche Blätter, silbrig behaarte Knospen und glänzend glattes Laub wecken das Verlangen, mit den Händen darüber zu streichen. Warum auch nicht? So spüren wir angenehme Oberflächen und trainieren unser wahres Fingerspitzengefühl. Gestalterisch werden diese Pflanzen so platziert, dass man sich nicht bücken oder nicht erst einen weiten Schritt ins Beet wagen muss, bevor man die Pflanzen berühren kann. Planen Sie Ecken mit **Streichelpflanzen** ein, die im Vorbeigehen zum Berühren einladen. Für niedrige Gewächse sind erhöhte Plätze ideal. Die Kronen von Natursteinmauern bieten Polsterpflanzen wie flauschigem Wollziest und Habichtskraut einen guten Stand und die Möglichkeit, sich auszubreiten.

Eine Alternative für samtige Zwerge ist der Topfgarten. Auf Säulen und Etageren rücken die Streichelpflanzen dem Menschen entgegen. Allerdings muss man wissen, dass Topfarrangements nach robusten, pflegeleichten Pflanzen verlangen. Hierzu zählen der Gewürzsalbei und die Spinnweben-Hauswurz.

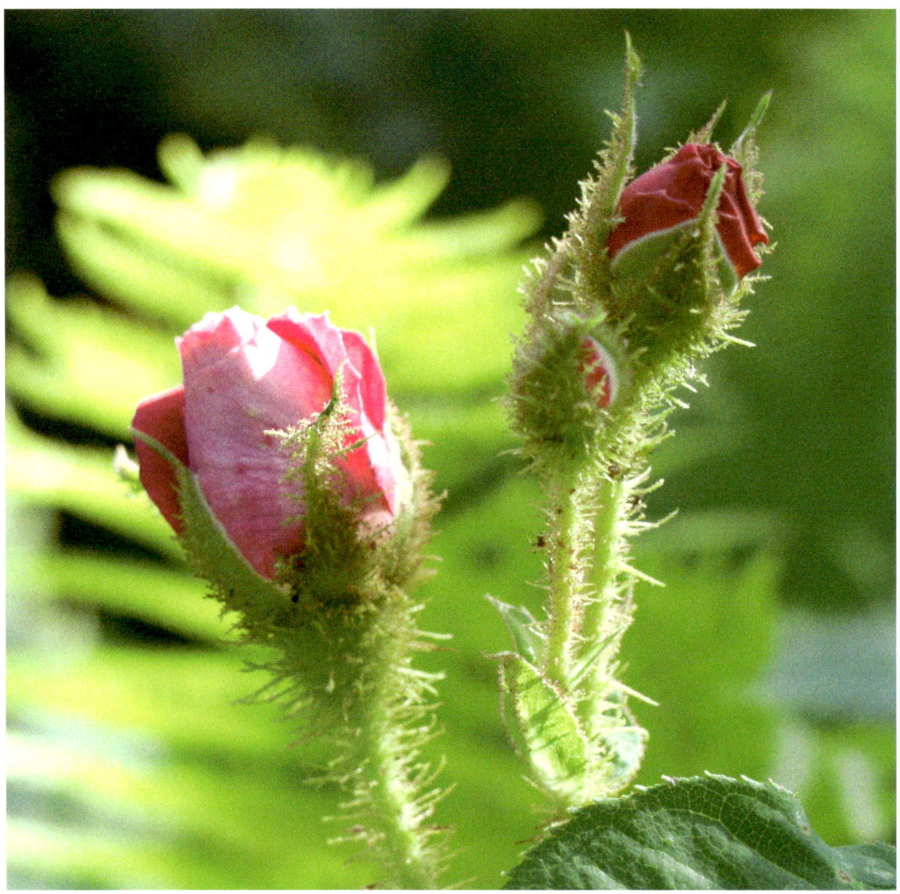

LINKS: Die Moosrose bildet an Blütenstielen und Hüllblättern einen moosartigen Überzug aus Duftdrüsen.

RECHTS: Die Blätter des Muskatellersalbeis tragen einen dichten filzigen Flaum als Verdunstungsschutz.

heiten

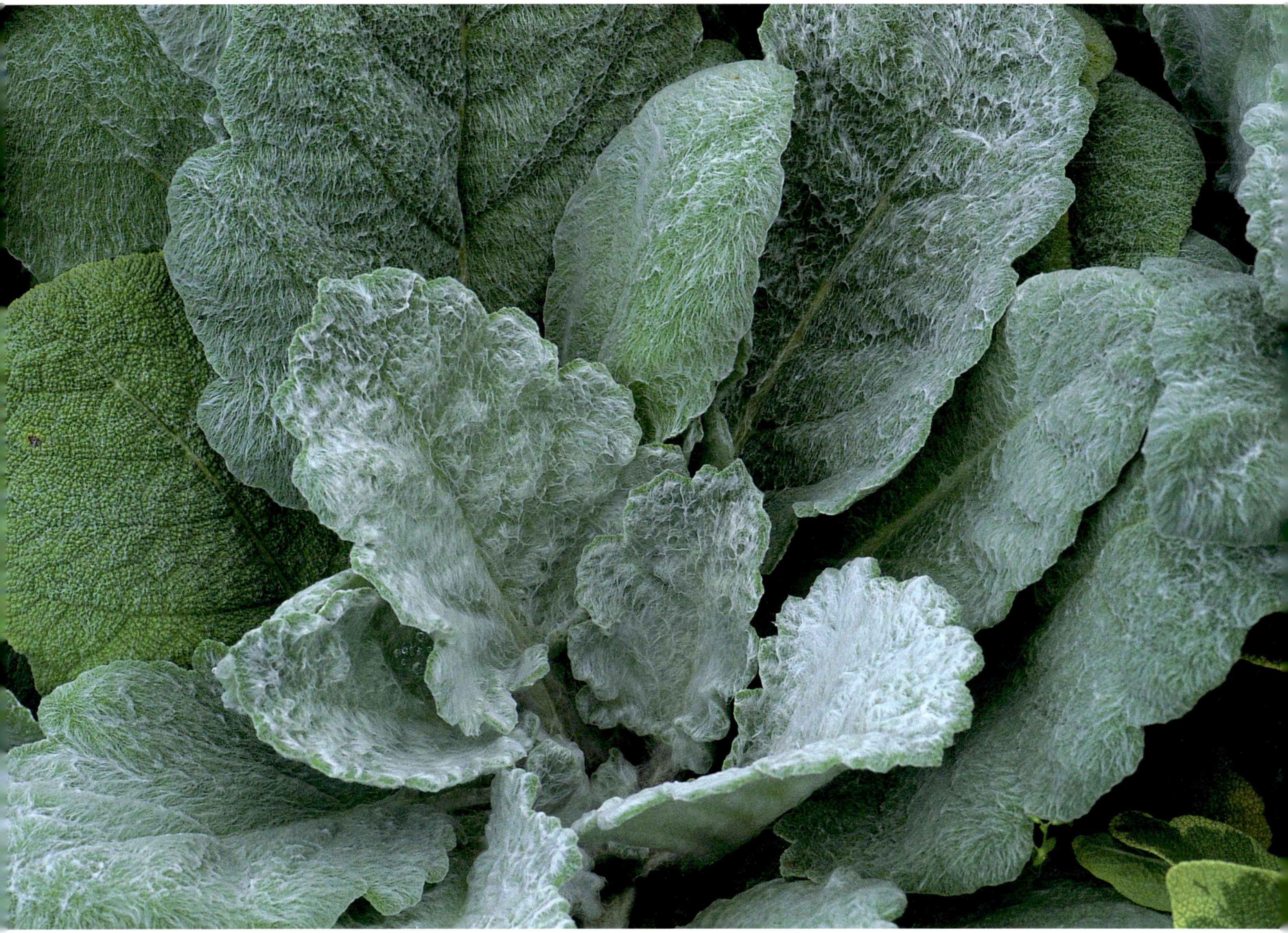

Zum Str

Be-Greifen und Berühren

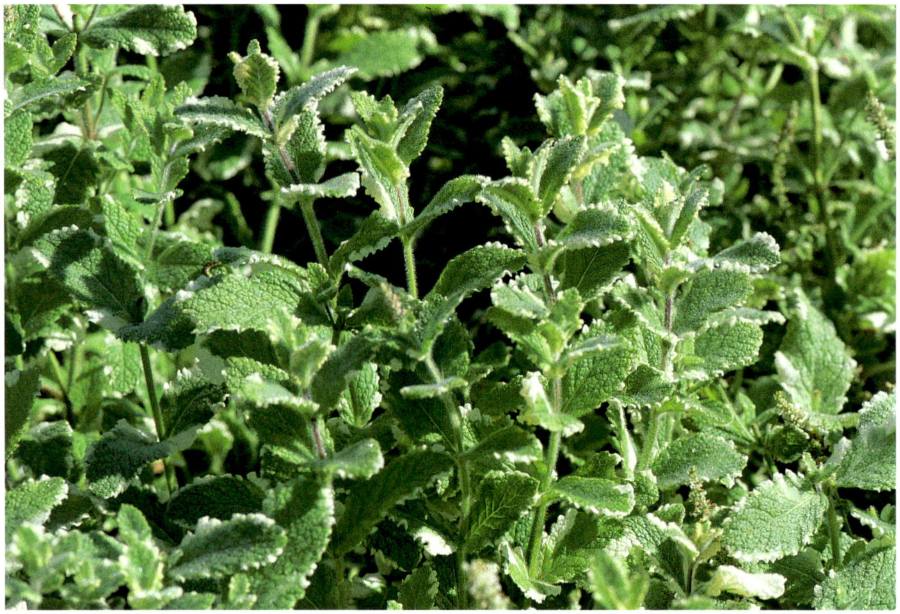

Weiche Texturen

Die samtig weichen Oberflächen von Streichelpflanzen beruhen auf einer starken Behaarung. Diese Härchen haben in der Natur die Aufgabe, die Verdunstung zu reduzieren. Dadurch, dass sie die Oberfläche weiß erscheinen lassen, wird mehr Licht reflektiert und die Blätter heizen sich weniger stark auf. Viele dieser Pflanzen stammen aus trocken-heißen Gebieten und sind Sonnenanbeter.
Eine besondere Note bekommen Streichelpflanzen wie die weißbunte Minze oben im Bild. Wenn man über die weichen Blätter streicht, entfaltet sich der Duft von Spearmint. Wer Gefallen an der sinnlichen Kombination von Duft und Streicheln findet, der sollte sich im großen Reich der Duftpelargonien umsehen.

Grüne Akupunktur

Wenn Stress und Anspannung den Körper voll im Griff haben, werden manche Sinne leicht betäubt. Gerade das Fühlen und Berühren wird oft einfach vernachlässigt. Man kann diese Gefühle einfach wieder wecken. Beim Aktivieren können Pflanzen mit pieksenden Pflanzenteilen helfen. Ein weites Feld bieten hier die Nadelgehölze. Dort finden Sie eine große Variationsbreite, von weichen Kiefern- und Eibennadeln bis hin zu harten und spitzen Wachholder»stacheln«.
Auch einige Stauden und Gräser haben sich mit nadelartigen Spitzen gegen gefräßige Feinde gewappnet. Natürlich muss man immer etwas Vorsicht walten lassen. Fassen Sie nicht zu mutig und schnell auf solche Pflanzen, sondern sanft und behutsam. Schließlich wollen Sie die Sinne sanft wecken und Gefühl in die Fingerkuppen bringen und sie nicht verletzen. Manchmal sind Tast- und Fühlübungen eine Wohltat für die Füße. Laufen Sie ruhig einmal barfuß über Rasen, Rindenmulch und Kieselsteine.

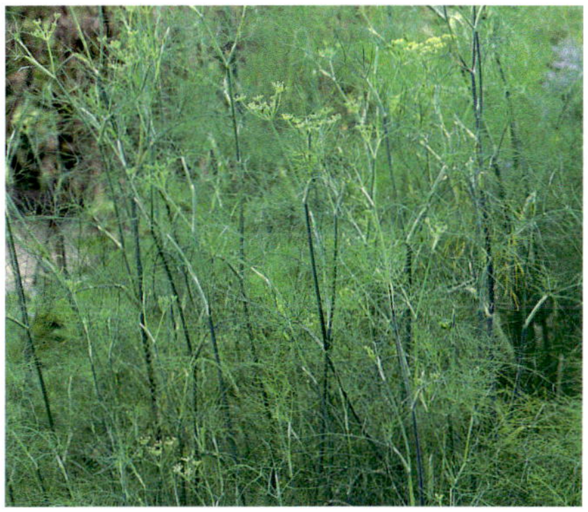

◄ *Fenchelkraut* Feine weiche Blätter, die kaum dicker als eine Nadel sind, kennzeichnen die Büsche des Gewürzfenchels. Wenn man mit den Händen durch die gut 1,5 Meter hohen Horste streicht, fühlen sich die Pflanzen wie lange Haare an, die im Wind flattern. Das Fenchelkraut wächst mehrjährig. Es gibt auch die Sorte ‘Purpurea’, deren Laub nicht grasgrün, sondern rötlich gefärbt ist.

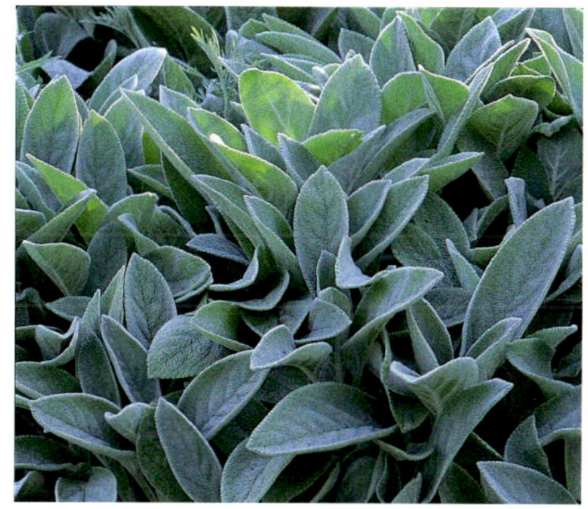

▼ *Blauschwingel* Hart und an den Enden ein wenig spitz sind die Halme des Blauschwingels. So kann man die Fingerkuppen ganz sanft stimulieren. Das Gras verträgt Trockenheit, und man kann es auf der Krone einer Natursteinmauer platzieren, um beim Vorbeigehen mit den Händen durch das blaugraue »Haar« zu streichen. Für kompakten Wuchs im Blumenbeet auf guten Wasserabzug achten.

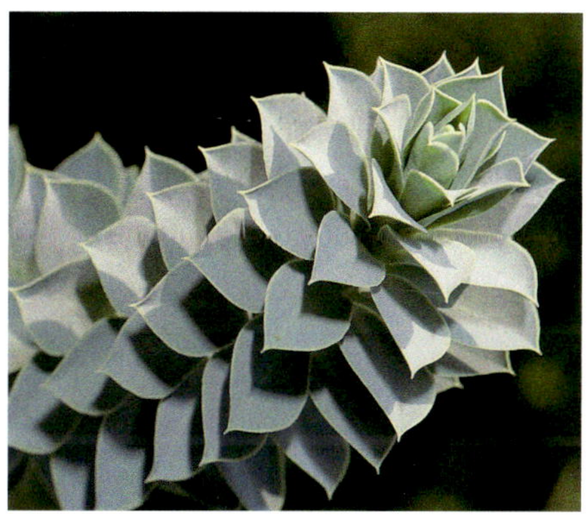

▲ *Wollziest* Die Pflanzen bilden in kurzer Zeit dichte Teppiche aus länglichen Blättern, die an Eselsohren erinnern und sich auch so anfühlen. Sie werden etwa 20 Zentimetern hoch.

◄ *Walzenwolfsmilch* Die regelmäßig angeordneten Blätter bilden ein Walze. Die rundlichen Blätter laufen spitz zu, und man muss behutsam sein, wenn man sie berührt.

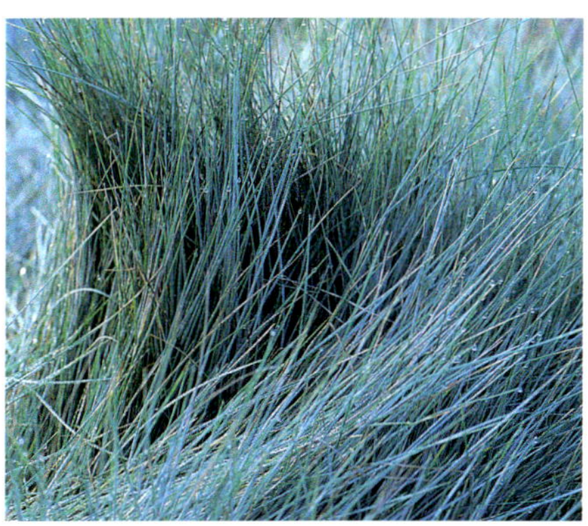

► *Königskerze* Die Blätter dieser zweijährigen Solitärpflanze fühlen sich wie weicher Filz an. Sie bilden im ersten Jahr eine sehr große und gleichmäßige Rosette. Im zweiten Jahr streckt sich die Königskerze in die Höhe. An den kräftigen, bis zu zwei Meter hohen Stängeln sitzen die kleinen gelben Blüten, die auch von filzig grauem Flaum eingehüllt sind. Samen garantieren den Fortbestand.

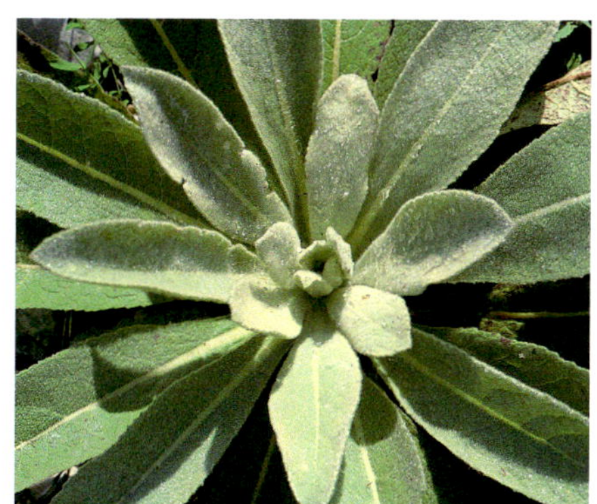

Gaumenfreu

Wellness für den Gaumen

Sonnengereift und selbst gezogen – diese Prädikate verheißen köstliche Beeren, Äpfel und Tomaten. Doch dazu muss nicht eigens ein Nutzgarten angelegt werden. Einzelne Hochstämmchen oder Spaliere reichen schon aus, um die Zunge zu verwöhnen und den unverfälschten Geschmack auszukosten.

Kultur in Gefäßen

Eine ganze Reihe von Pflanzen, die man unter dem Begriff **Naschobst** zusammenfassen kann, lassen sich in Töpfen, Kästen und Kübeln kultivieren. Wer erst einmal die Probe aufs Exempel machen möchte, der beschränkt sich auf Erdbeeren und Tomaten. Besonders aromatisch sind Walderdbeeren, die recht klein bleiben. Dafür geben sie sich auch mit einem halbschattigen Standort zufrieden. Auf dem sonnigen Balkon sind dagegen Sorten gefragt, die in Ampelgefäßen kultiviert werden können. Die Früchte sitzen an langen Trieben, die locker nach unten hängen. Sorten wie 'Jubilar' bilden laufend neue Blüten, sodass man davon den ganzen Sommer über ernten kann.
Zum Naschen haben sich auch Tomaten einen Namen gemacht. Kompakt wachsende Strauchtomaten werden vielfach auch unter der Bezeichnung »Balkontomaten« angeboten. Sie wachsen problemlos in Töpfen, aller-

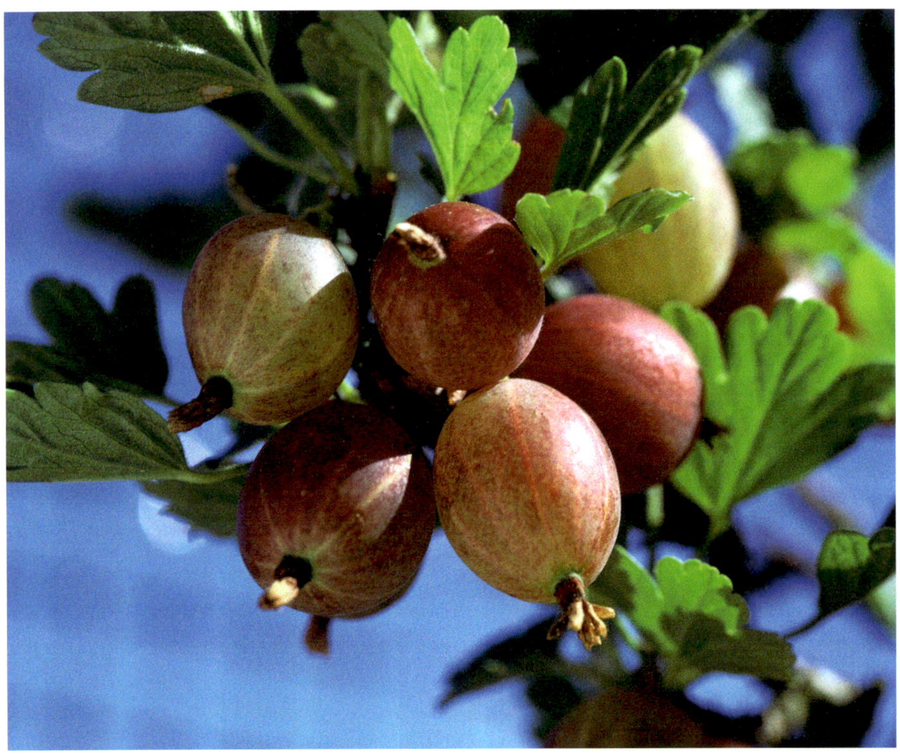

Lässt man Stachelbeeren an den Zweigen ausreifen, werden sie süß und man kann sie direkt vom Strauch naschen.

den

Kirschen in der Hängematte lassen den Alltag vergessen – ein echtes Highlight unter den Sommerfreuden.

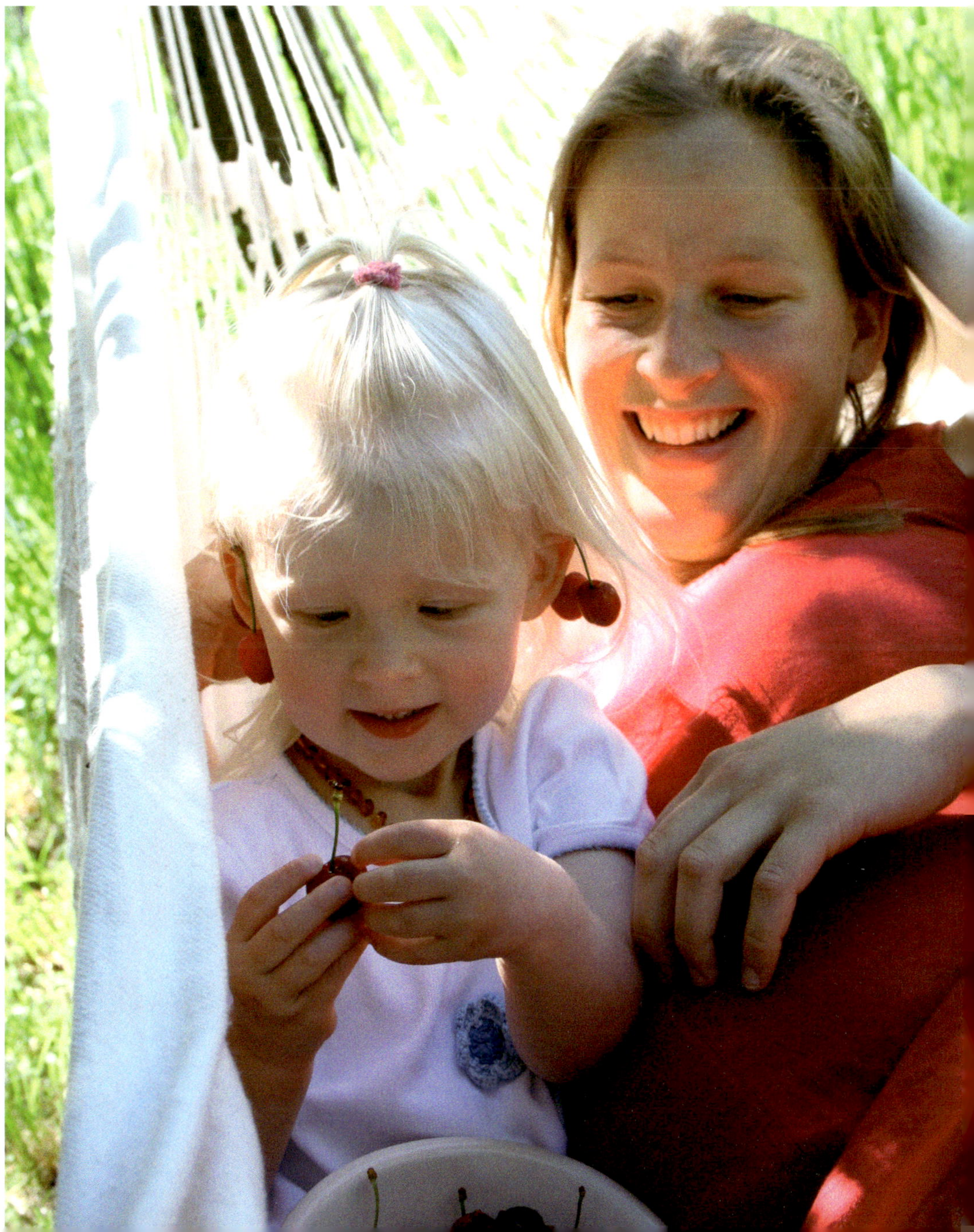

dings sollte man auf eine gute Erde achten sowie Wasser- und Nährstoffversorgung sicher stellen. Köstliche Aromen haben auch die Cocktail- oder Kirschtomaten. So eine kleine rote Tomate lässt sich prima im Vorbeigehen abpflücken und in den Mund stecken. Manche Sorten – sowohl rot- also auch gelbfrüchtige – wachsen so gedrungen, dass man sie sogar in den Balkonkasten oder einen großen Kübel setzen kann.

Klein bleibende Obstgehölze

Beerensträucher wie Johannis- und Stachelbeeren werden nicht besonders groß, sodass man sie sowohl in eine Blumenrabatte als auch in

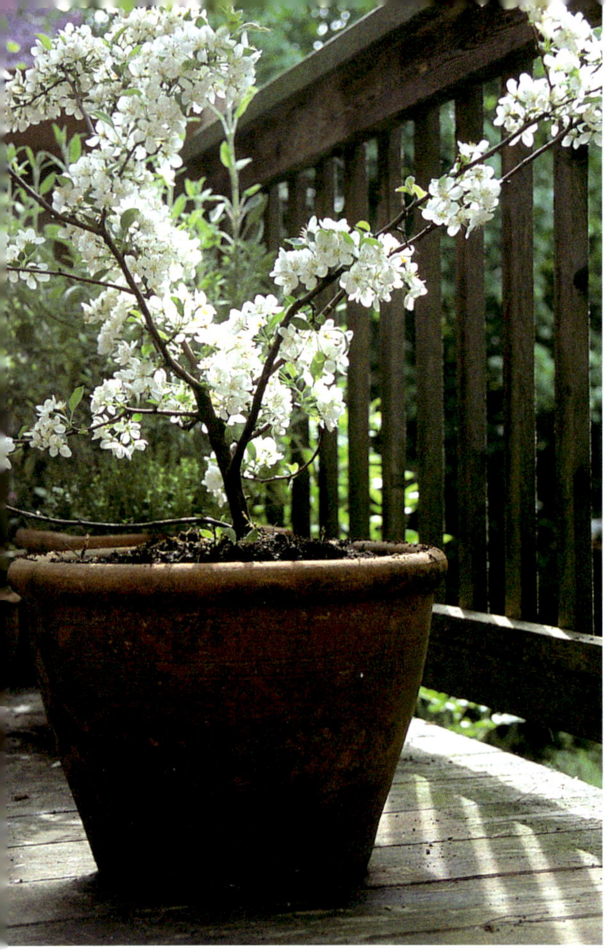

Im Frühling schmückt der kleine Kirschbaum im Kübel seine Triebe mit einer malerischen Blütenfülle.

einen Kübel setzen kann. Statt der strauchigen Wuchsform kennt man bei diesen Arten auch Hochstämmchen, die sich Platz sparend und dekorativ einfügen. Geschmacklich sind Weiße und Rote Johannisbeeren den Schwarzen zu bevorzugen. Bei Stachelbeeren darf man nicht zu ungeduldig sein, denn erst wenn die großen Beeren lange genug in der Sonnen hingen und weich werden, schmecken sie süß.
Bei Kern- und Steinobst spielt geschmacklich die Sorte eine große Rolle. Hinsichtlich der Wuchsform muss man aber auf die Unterlage achten. Dies ist der untere Teil des Baumes, der die Wurzel bildet und auf den die gewünschte Sorte veredelt wird. Eine schwachwachsende Unterlage hat den Vorteil, dass auch der Baum langsam wächst. Solche Obstbäume können als Spalier gezogen oder in Container gepflanzt werden. Setzt man einen Obstbaum als Hausbaum, so darf der Wuchs ruhig üppiger sein.

Die richtige Überwinterung

Obstgehölze, die in Kübeln wachsen, sollten vor dem Frost geschützt werden. Dies betrifft vor allem die Wurzeln. Dazu wickelt man die Töpfe mit Noppenfolie, Kokosmatten und Stroh ein. Man rückt die Töpfe in der Nähe einer schützenden Wand zusammen, damit sich die Pflanzen gegenseitig vor Minusgraden schützen. Je näher das Frühjahr heranrückt, desto intensiver werden die Sonnenstrahlen. Jetzt ist es wichtig, dass ein frühzeitiger Austrieb verhindert wird. Daher sollte man das Astwerk schattieren, indem man Strohmatten davor ausbreitet. Bei frostfreiem Wetter gießt man die Pflanzen auch im Winter.

SORTENKUNDE FÜR NASCHOBST IN TÖPFEN

Tomaten: Kirschtomate 'Philovita'; 'Vitella'; Cocktailtomate 'Piccolino'; Cherry-Tomate 'Dasher', 'Dolce Vita'; Strauchtomate 'Culina'.

Erdbeeren: Erdbeersorte 'Florika' (Vescana-Erdbeere), Walderdbeere 'Rügen', 'Rapella', 'Vivarosa', 'Temptation', Hängeerdbeere, Spaliererdbeere.

Obstzwerge: Klein bleibende Gehölze (z. B. Birne, Apfel, Pflaume, Nektarine, Pfirsich und Aprikose), die im Kübel an sonnigen Plätzen gut gedeihen.

Ballerina-Äpfel: Bäume in Säulenform, die die Früchte am Stamm tragen.

Schwachwachsende Unterlagen für Obstbäume: M 9, M 27, MM 106 eignen sich für Apfelbäume, Quitte A für Birnen, sowie Weiroot 72 und Weiroot 158 für Süßkirschen.

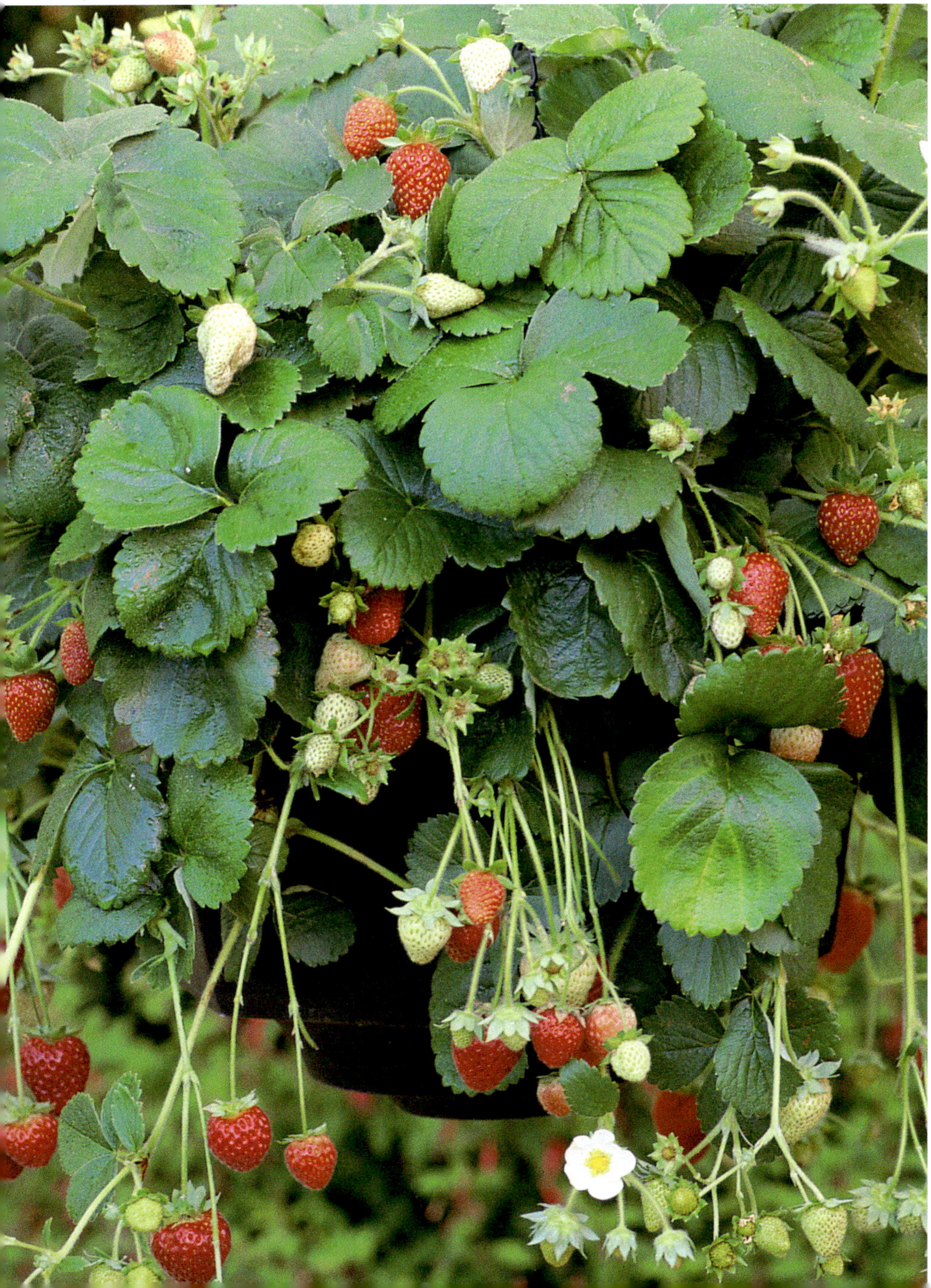

Aus der Ampel wachsen die Erdbeeren fast in den Mund – und zwar den ganzen Sommer über.

Eintauchen

Wohlfühlfaktor Wasser

Schwimmen und tauchen, planschen und spielen, abkühlen und erfrischen: Wasser ist hierfür das ideale Element. Der Körper fühlt sich im Wasser wohl. Auch wenn man nur auf der Wasseroberfläche treibt, lockern sich die Muskeln, die Wirbelsäule wird entlastet und die Blutgefäße ziehen sich zusammen. Stress wird dadurch deutlich gemindert. Die ineinander greifenden Abläufe des Organismus werden harmonisiert und der Körper kann wieder zu seiner normalen Funktionsweise zurückkehren.
Wasser ist ein Medium, das uns Aktivität abverlangt und zugleich Ruhe schenkt. Die daraus resultierende Harmonie wirkt sich positiv auf den Körper aus. Eine kalte Dusche erfrischt und erschreckt uns, hat aber auch einen positiven Einfluss, weil der Kreislauf angeregt wird und auch die Abwehrkräfte mobilisiert werden.
Das nasse Element kann im Garten ganz unterschiedlich eingesetzt werden. Wasserrinnen und kleine Becken lassen sich geschickt in die Gesamtgestaltung einbeziehen. Sie laden als Tauchbad nach dem Saunagang oder zum erfrischenden Wassertreten nach dem Joggen ein.
Eine Gartendusche lässt sich geschickt mit der Gartenbewässerung verknüpfen und bringt an heißen Tagen den ersehnten Sommerregen auf Knopfdruck. Holzfässer und Zinkwannen lassen sich mobil in der Nähe von Rückzugsräumen einsetzen, sodass man dort die Füsse kühlen oder entspannende Kräuterbäder für die Beine nehmen kann. Größere Poolbecken und Schwimmteiche sind aufwändig im Bau, aber für Wasserratten und Schwimmer erweist sich dieser Luxus als überaus lohnend (siehe ab Seite 112).

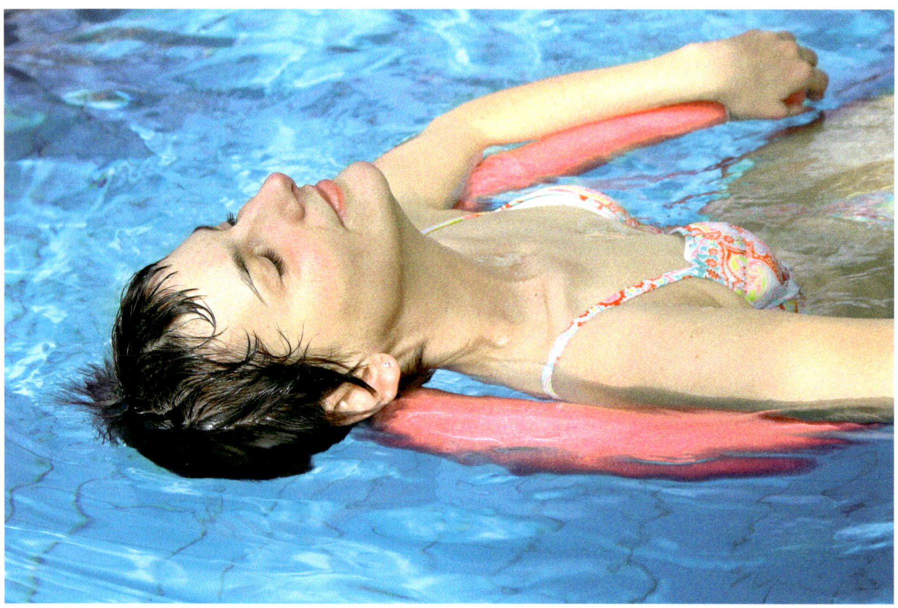

LINKS: **Floaten bedeutet »sich einfach treiben lassen«. Das sorgt für Entspannung des ganzen Körpers.**

RECHTS: **Klein bleibende Seerosen zieren die Wasseroberfläche in einer Zinkwanne. Hier gibt's schnelle Erfrischung für Hände und Füße an heißen Tagen.**

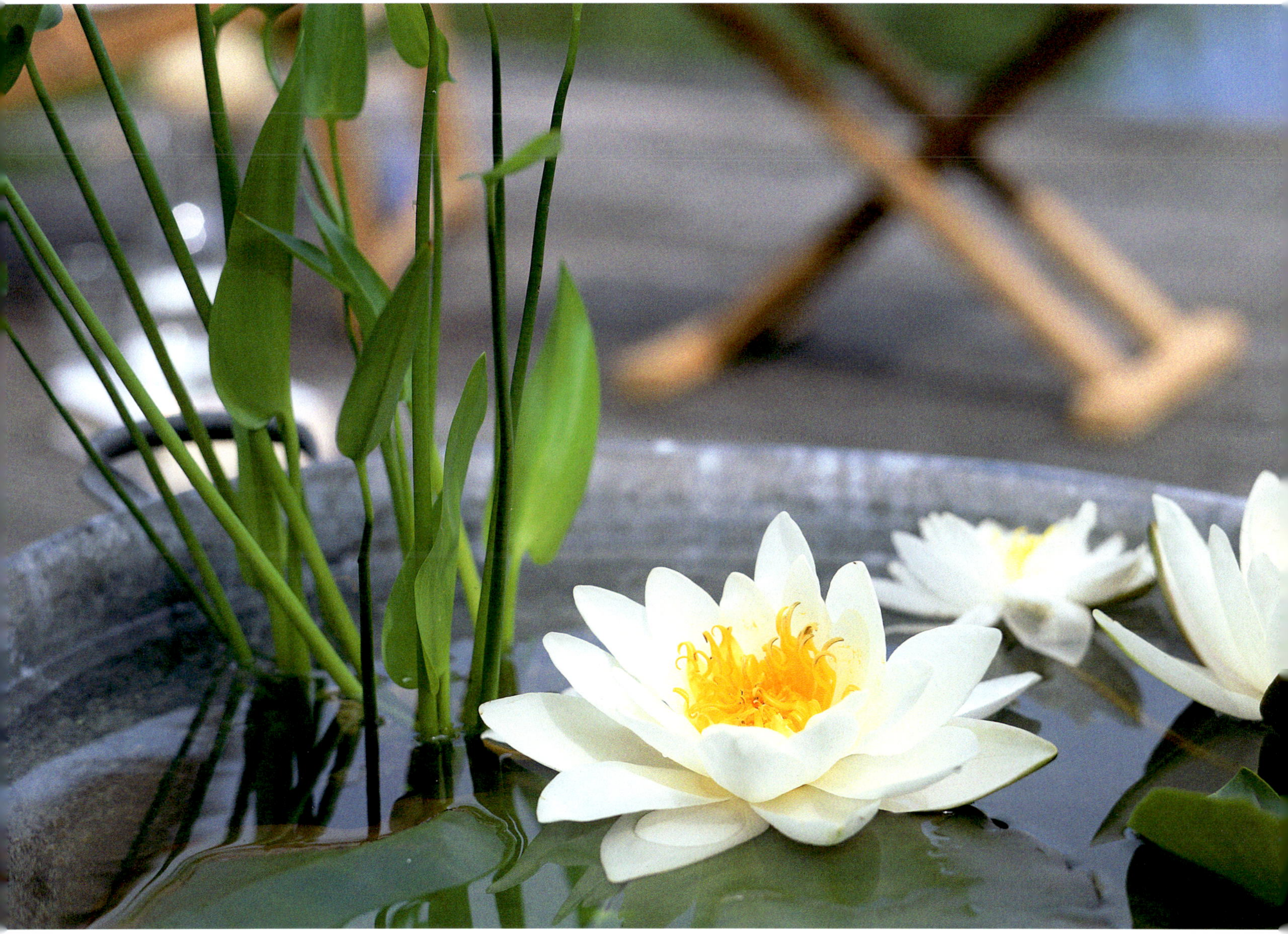

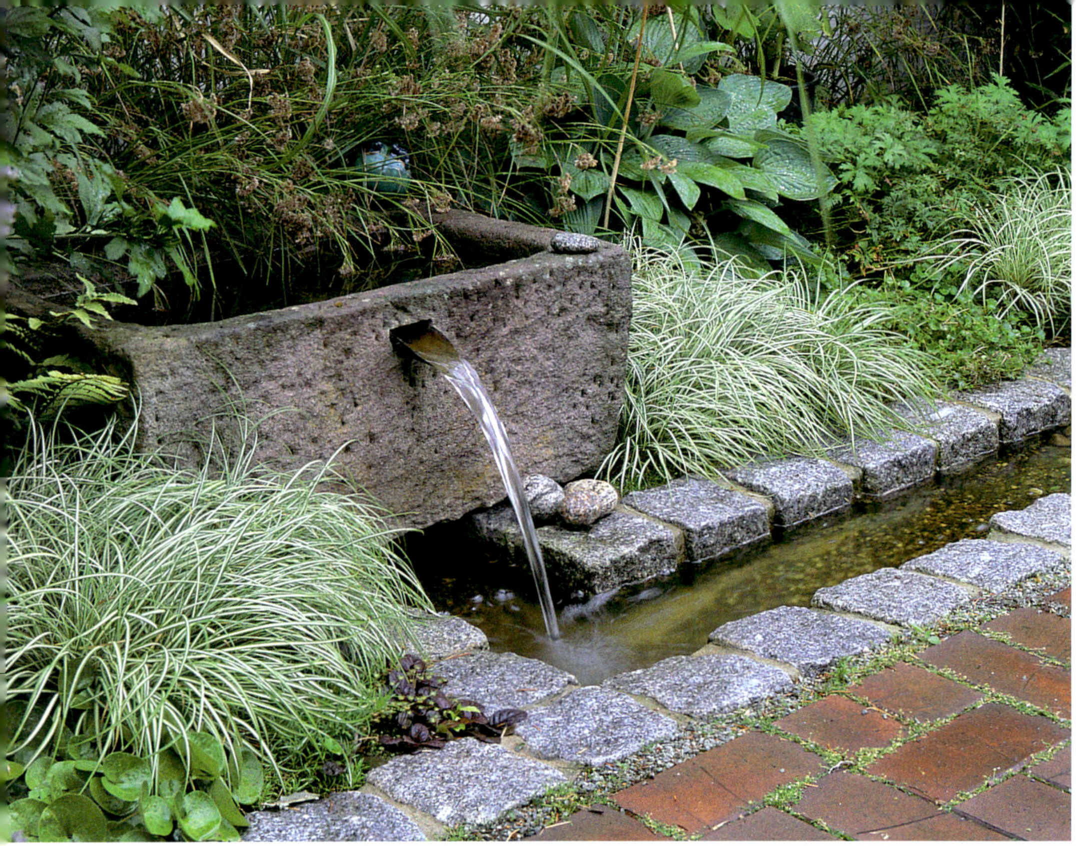

Die flache Wasserrinne lädt zu einem erfrischenden Fußbad ein, was man im Sommer gerne nutzt.

Den Begriff Wellness bringt man immer wieder mit Wasser in Verbindung – schließlich gehören Bäder und Güsse zu den beliebtesten Anwendungen bei Wellness-Behandlungen. Im Garten kann man sich diese Erfrischungen schon auf kleiner Fläche selbst gönnen.

Wassertreten à la Kneipp

Wie wäre es beispielsweise mit einer kreisförmigen Wasserrinne, die um einen Sprudelstein herum angelegt wird. Das Wasser sprudelt aus dem Stein, fließt in die Rinne und über einen Überlauf wieder in das unterirdische Sammelbecken, wo es mit Hilfe einer Pumpe wieder nach oben befördert wird. Eine solche Rinne sollte mindestens zwei Fußlängen breit und gut zehn Zentimeter tief sein, damit man bequem durch das Wasser laufen kann. Verwenden Sie möglichst etwas raue Steine, damit Sie beim Wassertreten nicht ausrutschen.

Zum Abkühlen

Ein Tauchbecken erfreut Saunafans – auch im Garten. In dem kleinen Becken kann man sich nach dem Schwitzbad die heiß ersehnte Erfrischung holen. Die benötigte Fläche ist gering. Das Erdreich für die senkrechten Wände kann mit Mauern abgefangen werden, bevor man die wasserdichte (Teich-)Folie ausbreitet. Auch mit einer Betonschalung kann solch ein Becken geformt werden. Der Zugang zum Tauchbecken erfolgt über eine Boots- oder Badeleiter. Wer Kinder hat, sollte auf eine Sicherung nicht verzichten. Gitter, die man auflegen und verriegeln kann, sind dafür die optimale Lösung. Zusätzlich kann man Schwimmpflanzen ins Wasser setzen. Oder man begrünt die Ränder mit Hilfe von Pflanztaschen: eine dekorative Sumpfpflanze wie etwa die Sumpf-Schwertlilie entwickelt sich malerisch in den eingehängten Kokostaschen.

Wie ein Sommerregen

Duschen steigert das Gartenerlebnis. Natürlich geht es dabei nicht in erster Linie um die Körperpflege, sondern um den Erfrischungseffekt. Ohne Sichtschutz fühlt man sich unter der Gartendusche nicht wohl. Doch bekleidet mit Bikini oder Badehose, perlt das Wasser aus einem großen Duschkopf wie bei einem Sommerregen. Massageköpfe können den Genuss nach Belieben noch verändern. Auf warmes Wasser kann man getrost verzichten und die Dusche einfach an das Leitungssystem zur Bewässerung anschließen.

Mobile Lösungen

Wer auf den Geschmack gekommen ist, kann sich mit Zinkwannen und Kinderbadewannen vom Trödler im Handumdrehen den Traum von der sommerlichen Erfrischung erfüllen. Mit Wasser gefüllt, stellt man sich einen bequemen Stuhl dazu und lässt die Füße ins Wasser hängen. Das tut gut. Noch besser wirkt das Fußbad, wenn man ein Kräutertonikum (siehe Seite 99) hinzugibt. In diesem Fall kann man das Wasser auch hinterher einfach zum Gießen der Blumenbeete verwenden. Bei Kosmetikzusätzen im Wasser sollte dieses jedoch in einen Abfluss gegossen werden, damit die Pflanzen keinen Schaden nehmen.

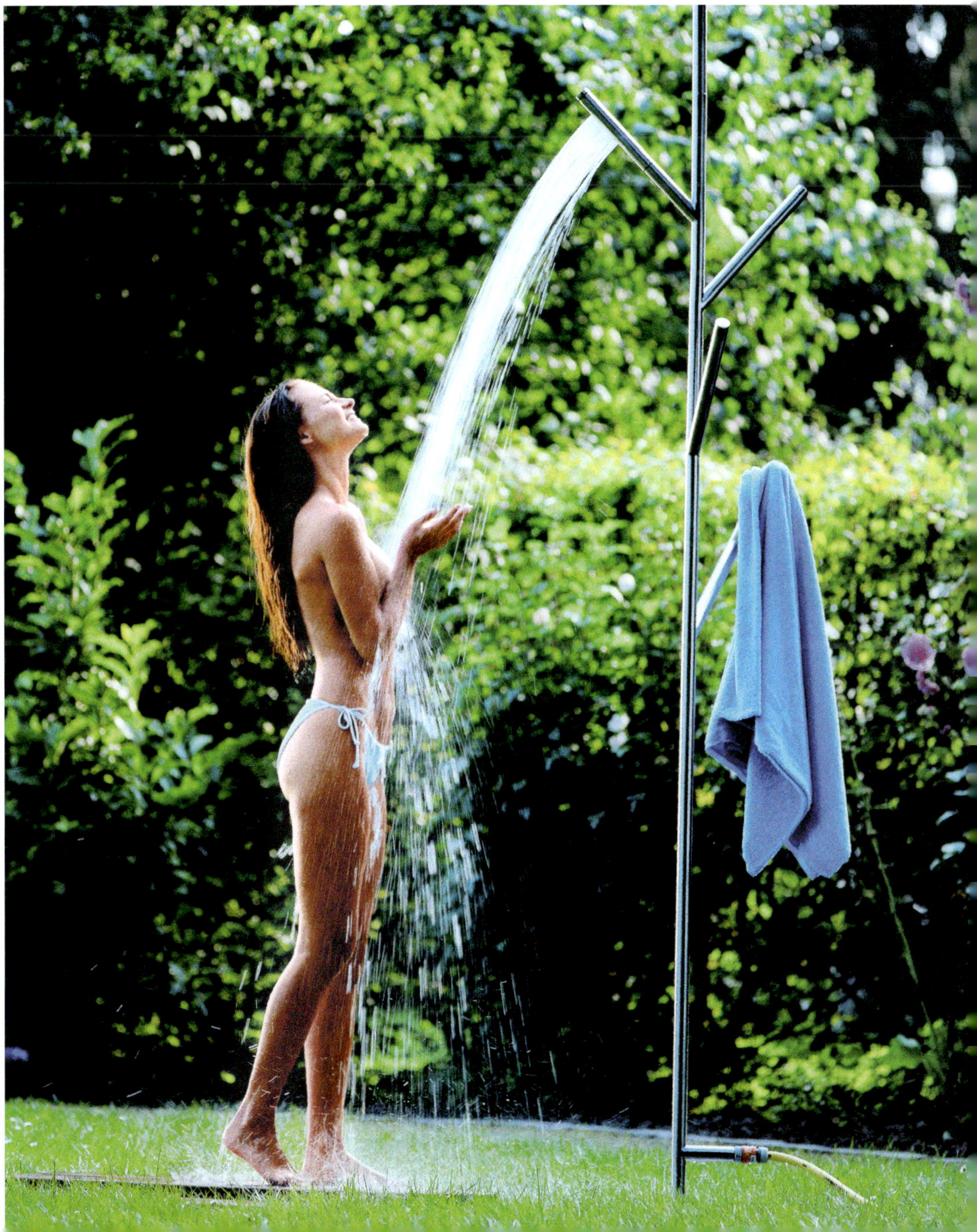

Bei ausbleibendem Regen sehnt man sich nach dem erfrischenden Strahl aus der Gartendusche.

Badefreuden

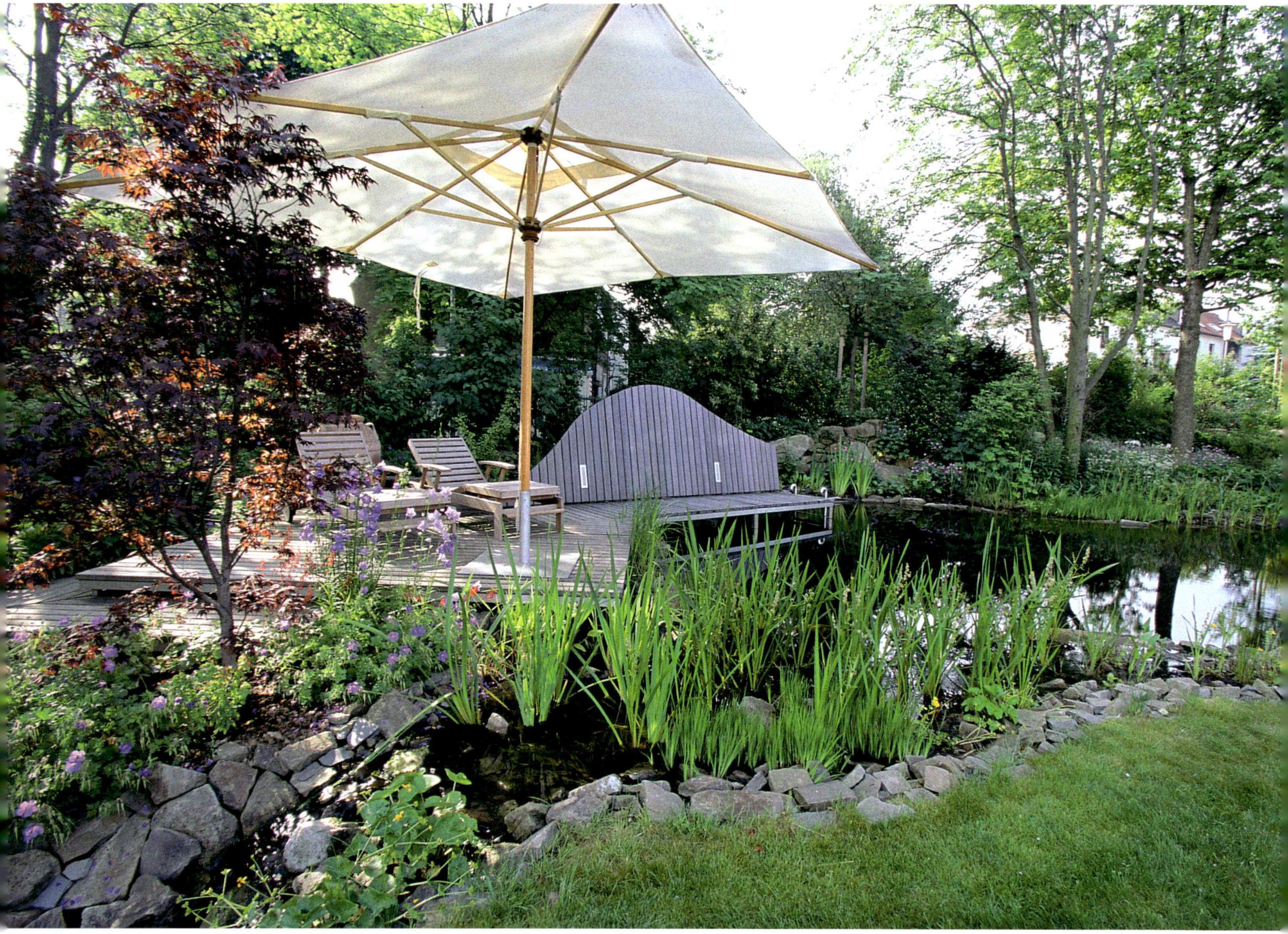

Für manchen gehört es zur täglichen Entspannung, morgens vor dem Frühstück eine Runde schwimmen zu gehen oder abends in der Dämmerung seine Bahnen zu ziehen. Das Schwimmbad im Garten bietet die optimale Möglichkeit für diesen Wellness-Genuss. Es gibt zwei Möglichkeiten: den klassischen Pool (ab Seite 114) und den Schwimmteich, der Schwimmen wie in einem natürlichen Teich ermöglicht.

Lebendiger Schwimmteich

Der Schwimmteich zeichnet sich dadurch aus, dass das Wasser außer durch mechanische Filter vor allem mit Hilfe zahlreicher Pflanzen gereinigt wird. Diese nennt der Fachmann »Repositionspflanzen«. Sie nehmen besonders viele Nährstoffe auf, können zugleich Schadstoffe aus dem Wasser herausfiltern und reichern es mit Sauerstoff an.

Im Grunde besteht der Schwimmteich immer aus einem Schwimmbecken und einer Regenerationszone. Das Wasser zirkuliert zwischen diesen beiden Bereichen und wird dabei ständig aufbereitet. Es gibt je nach Hersteller viele verschiedene Bauweisen (siehe Kasten), die aber immer auf diesem Prinzip beruhen.

Der Vorteil des naturnahen Schwimmteichs liegt darin, dass das Wasser gut hautverträglich ist – man benötigt keine Zusätze wie Chlor oder Sauerstoff. Darüber hinaus kann der Schwimmteich gut in die Gartenszenerie eingebunden werden. Nur die Badeleiter, die den Zugang ins Wasser ermöglicht, unterscheidet ihn von einem normalen Gartenteich. Das Baden im Schwimmteich lässt Kindheitserinnerungen an den Naturteich am Waldrand wieder wach werden. Wem das Wasser darin zu trüb ist, der greift lieber zum Pool.

Ein großzügiges Holzdeck am Schwimmteich wird zur sommerlichen Ferienoase und bietet Platz für die ganze Familie.

SCHWIMMTEICH-BAUWEISEN

Grundsätzlich wird beim Bau von Schwimmteichen zwischen Ein- und Zweikammersystemen unterschieden. Beim Einkammersystem wird das Becken mit einer Flachwasser- und Sumpfzone eingerahmt. Am Grund werden Mauern bis etwa 60 cm unter die Wasseroberfläche angelegt. So kann das Wasser durch die Schwimmbewegungen umgewälzt werden, beruhigt sich aber wieder in der bepflanzten, angrenzenden Regenerationszone. Beim Zweikammersystem sind die beiden Zonen räumlich getrennt. Das Wasser wird dabei etwa durch einen Bach geleitet und gelangt mittels einer Pumpe von einem in den anderen Bereich. Langsam fließt es durch die Pflanzenzone und wird dabei aufbereitet. Für diese Version wird eine größere Fläche benötigt.

Pool-Spaß

Das klassische Schwimmbecken unterscheidet sich in erster Linie dadurch vom Schwimmteich, dass das Wasser mit Hilfe von Filtern, Saugern und chemischen Zusätzen gereinigt wird. Die Vorteile liegen vor allem in der Raumnutzung. Der zur Verfügung stehende Platz kann ausschließlich für das Becken verwendet werden.

Platz für den Pool

Bei der Wahl des Standortes sollte man darauf achten, dass die Wasserfläche in der Sonne liegt, damit die Temperaturen rasch steigen. Außerdem sollten sich keine Baumkronen über dem Pool ausbreiten, weil es sonst zu einer übermäßigen Verschmutzung des Wassers kommt. Und zwar nicht nur im Herbst, wenn die Blätter fallen, sondern auch zur Blütezeit beziehungsweise wenn die Früchte reif sind. So kann man die Pflege in Grenzen halten.

Exponierte Lagen benötigen Windschutz, den man mit Hilfe von Hecken pflanzen kann. Mit einer Pumpe wird das Wasser durch einen Oberflächenskimmer gefiltert. Er sorgt dafür, dass Insekten und Blätter, die auf

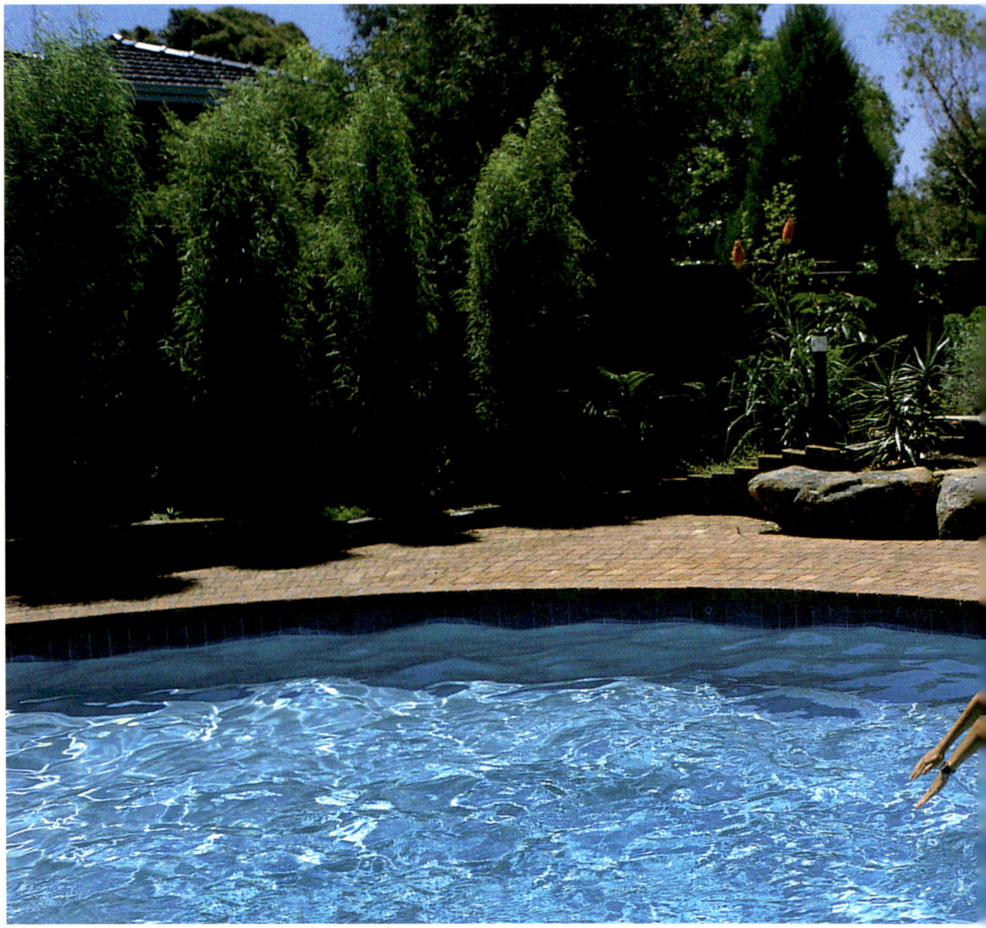

Ein Sprung ins erfrischende Wasser des Schwimmbeckens muntert auf und wirkt anregend in der Sommerhitze.

der Oberfläche schwimmen, abgefiltert werden, bevor sie auf den Grund des Schwimmbeckens sinken. Praktisch ist es, wenn man über das Schwimmbecken am Abend beziehungsweise in den Wintermonaten

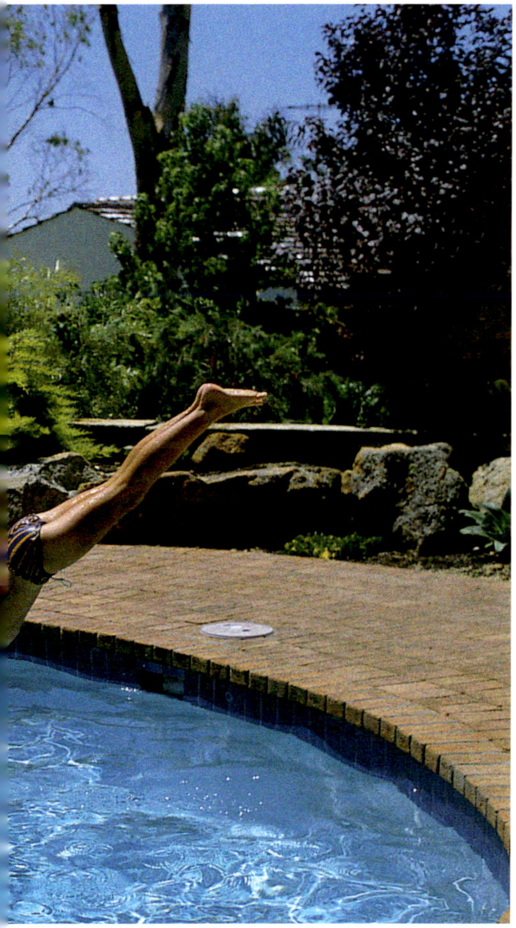

eine feste Plane zieht, die eine starke Verschmutzung vermeidet. Zudem kann sie verhindern, dass die Wassertemperatur zu weit absinkt. Wem es zu lange dauert, das Wasser ausschließlich von der Sonne aufheizen zu lassen, der kann mit Hilfe einer Solaranlage das Badethermometer steigen lassen.

Die Pool-Anlage

Der Pool sollte möglichst an einen befestigten Sitzplatz angebunden sein. Dessen Fläche wird von den Maßen her so angelegt, dass man Liegen, Beistelltische und Sonnenschirm gut aufstellen kann. So kann man am Pool Sonnenbaden. Wer ausreichend Platz hat, kann zusätzlich die Fläche für Tisch und Stühle, vielleicht sogar für einen Grillplatz einplanen. Auf diese Art und Weise wird die Pool-Oase zu einem Platz für die ganze Familie.

Der Bodenbelag sollte möglichst mit der Randbefestigung des Schwimmbeckens harmonieren. Vermeiden Sie wassergebundene Bodenbeläge, da diese mit ins Wasser getragen werden. Eine Dusche in der Nähe des Swimmingpools ist ratsam, weil man so die Verschmutzung des Wassers reduzieren und sich besser an die Wassertemperaturen gewöhnen kann. Wer häufig schwimmen geht, sollte sich eine schlichte Handtuchstange aus Holz oder Edelstahl in der Nähe der Dusche installieren. So kann man Bademantel und Handtuch jederzeit ablegen und muss sich am Morgen oder nach einem Regenguss nicht erst eine trockene Fläche zum Ablegen suchen. Ein paar Blumenkübel runden das angenehme Flair ab. Stellen Sie dekorative Kübelpflanzen an einer Seite oder an den Ecken des Pools auf. Geschnittene Buchsbaumkugeln passen ebenso gut wie Zitronenbäumchen oder Schmucklilien. Achten Sie bei der Auswahl darauf, dass die Pflanzen das Wasser nicht verschmutzen.

TOLLE HOLZDECKS

Mit einem Holzdeck lassen sich Pool und Sitzplatz gut verbinden. Das Holz fühlt sich angenehm warm an, wenn man darüber geht, und es trocknet nach kurzen Regenschauern rasch ab.

Bezugsquellen

Garten-Versandhandel

Obi & Otto
20088 Hamburg
Tel.: 01 80 / 5 30 00 03
www.OBI@OTTO.de

Gärtner Pötschke
Beuthener Str. 4
41561 Kaarst
Tel.: 0 21 31 / 79 33 33
www.gaertner-poetschke.de

Dehner
Gartencenter-Zentrale
Donauwörther Str. 5
86641 Rain
Tel.: 0 90 90 / 7 70
www.dehner.de

Gartenbedarf-Versand
Richard Ward
Günztalstr. 22
87733 Markt Rettenbach
Tel.: 0 83 92 / 16 46
www.gartenbedarf-versand.de

Klettergerüste, Rankgitter, Zäune und Sichtschutzmaterial

Baumschulen Ubbo Kruse
Jörnstraße 3 - Aue
26160 Bad Zwischenahn
Tel.: 0 44 03 / 82 42
www.ubbo-kruse.de
(mobile Hecken, siehe S. 34)

Videx Meyer-Lüters GmbH
Raiffeisenstr. 38-40
27239 Twistringen
Tel.: 0 42 43 / 92 80 10
www.videx.de

Peters + Peters GmbH
Boschstraße 7
24568 Kaltenkirchen
Tel.: 0 41 91 / 8 80 01
www.friesenzaun.de
(Zäune)

Osmo
Hafenweg 31, 48155 Münster
Tel.: 02 51 / 6 92-0
www.osmo.de

Holzum
Empeler Straße 91
46459 Rees
Tel.: 0 28 51 / 9 23 60
www.holzum.de

Classic Garden Elements
Goethestr. 27
65719 Hofheim/Taunus
Tel.: 0 61 92 / 90 04 75

Country Garden
Nagolder Str. 27
72119 Ammerbuch
Tel.: 0 70 73 / 23 72
www.country-garden.com

Mobiliar (Bänke, Tische, Stühle, Sonnenschirme)

Garpa
Kienwiese 1
21039 Escheburg
Tel.: 0 41 52 / 92 52 00
www.garpa.de

Dedon
Marie-Curie-Str. 5
21337 Vastorf/Lüneburg
Tel.: 0 41 31 / 22 44 70
www.dedon.de
(u. a. Liegeinseln mit aufklappbarem Sonnenschutz, siehe S. 32)

WOOD, STEEL & MORE
Postfach 11 48
22947 Ammersbek
Tel.: 0 40 / 6 09 01 00
www.woodsteel.de

Car Selbstbaumöbel
Ellerbrookskamp 4
22397 Hamburg
Tel.: 0 40 / 6 05 00 71
www.car-moebel.de

Die Schatztruhe
Detmolder Str. 627
33699 Bielefeld
Tel.: 05 21 / 92 60 60
www.sonnenpartner.de
Strandkorb

Gunther Lambert
Konstantinstr. 303
41238 Mönchengladbach
Tel.: 0 21 66 / 86 83-0
www.gunther-lambert.com

Pötschke Ambiente
Beuthener Str. 4
41564 Kaarst
Tel.: 0 18 05 / 9 11-5 08
www.poetschke-ambiente.de

Teak & Garden
Lübecker Str. 29
46485 Wesel
Tel.: 02 81 / 9 62 66 11
www.teak-and-garden.de

YOH-ART HOME & GARDEN
Düsseldorfer Landstr. 415
47259 Duisburg
Tel.: 02 03 / 78 42 42
www.homeandgarden.de

Haus + Garten-Galerie
Sinninger Str. 44
48282 Emsdetten
Tel.: 0 25 72 / 95 27 24
www.hug-galerie.com

Renate Weber
Liszthof 10
49076 Osnabrück
Tel.: 05 41 / 6 51 27
www.renate-weber.de

Peddy Shield GmbH
Postfach 80 02 01
51449 Bergisch Gladbach
Tel.: 0 22 02 / 8 39 20
www.peddy-shield.de

Gartenlust
Altemühle 1
58553 Halver
Tel.: 0 23 53 / 1 07 40
www.gartenlust-halver.de

Pegasos-Quante GmbH
Schwarzenweg 10
59510 Lippetal
Tel.: 0 29 23 / 9 72 60
www.pegasos-quante.de
(Sonnenschirme, Beschattungssysteme)

Unopiù
Am Dornbusch 24
64390 Erzhausen
Tel.: 01 80 / 50 99 88-0
www.unopiu.de
(u. a. Sonnensegel, siehe S. 30/31)

Die Hängematte
Ulrike Wiedemann
Immenhofer Str. 45
70180 Stuttgart
Tel.: 07 11 / 6 49 26 34
www.die-haengematte.de

Country Garden
› siehe unter Klettergerüste

Fischer Möbel
Dieselstraße 6
73278 Schlierbach
Tel.: 0 70 21 / 72 76-0
www.fischer-moebel.de

Die Gartengalerie
Wössingerstrasse 15
75045 Walzbachthal
Tel.: 0 72 03 / 18 05
www.diegartengalerie.de

Haus No. 13
Steinstr. 36
77652 Offenburg
Tel.: 07 81 / 7 12 34
www.haus13.com

Exclusive Garten- und Wintergartenausstattung
G. und C. Klumb
Langestr. 14
79348 Freiamt
Tel.: 0 76 45 /1 7 60
www.exclusivgarten.de

Der besondere Garten
Jessica und Ralf Hildebrandt
Büro: Birkachstr. 35
Lager: Bregenzerstr. 60
88131 Lindau / Bodensee
Tel.: 0 83 82 / 27 52 90
www.derbesonderegarten.de

Hesperiden
In der Schmalau 4
90427 Nürnberg
Tel.: 091 1 / 30 31 11
www.hesperiden.de/

Paradise Hammocks
Unit 4, Alders Way,
Paignton, Devon
TQ4 7QL United Kingdom
Tel.: +44 (0) 18 03 66 / 68 08
www.paradisehammocks.com
(Hängematten)

Accessoires (Beleuchtung, Dekoration, Beiwerk)

WOOD, STEEL & MORE
› siehe unter Mobiliar

Die Gartengalerie
› siehe unter Mobiliar

Hesperiden
› siehe unter Mobiliar

Impuls – the art of inspiration
Anni Melzer
Erbische Straße 1
09599 Freiberg
Tel.: 0 37 31 / 77 36 39
www.creativoase.de
(Schwimmfackeln, siehe S. 70 unten rechts)

Conmoto
Schloßallee 7–9
33442 Herzebrock-Clarholz
Ortsteil Möhler
Tel.: 0 52 45 / 92 19 20
www.conmoto.com
(Gartendusche, siehe Seite 111)

Gardena
Hans-Lorenser-Str. 40
89079 Ulm
Tel.: 07 31 / 49 01 23
www.gardena.com
(Licht- und Gartentechnik)

Teichtechnik und -pflege

re-natur
(Folien, Sumpfbeet-Klärstufen, Schwimmteiche, Wasserpflanzen)
Charles-Ross-Weg 24
24601 Ruhwinkel
Tel.: 0 43 23 / 9 01 00
www.re-natur.de

Heissner
Schlitzer Str. 24
36341 Lauterbach
Tel.: 0 66 41 / 8 60
www.heissner.de

Ubbink Garten
Im Fisserhook 11
46395 Bocholt
Tel.: 0 28 71 / 2 10 10
www.ubbinkgarden.com

Oase
Tecklenburger Str. 161
48477 Hörstel-Riesenbeck
Tel.: 0 54 54 / 8 00
www.oase-pumpen.com

Gardena
› siehe unter Accessoires

Weiterführende Information

Themengarten Wellness im Park der Gärten
Elmendorfer Str. 65
26160 Bad Zwischenahn
Tel.: 0 44 03 / 81 96-0
www.park-der-gaerten.de

Gärtner von Eden e. G.
Steinhagener Str. 13
33334 Gütersloh
Tel.: 0 52 41 / 96 50 12 4
www.gaertner-von-eden.de
(Vereinigung von Garten- und Landschaftsbauern)

Deutscher Wellness Verband
Neusser Str. 35
40219 Düsseldorf
Tel.: 02 11 / 1 68 20 90
www.wellnessverband.de

Bundesverband Garten-, Landschafts-und Sportplatzbau e. V.
Alexander-von-Humboldtstr. 4
53604 Bad Honnef
Tel.: 0 22 24 / 77 07-0
www.galabau.de

Bundesverband Schwimmbad & Wellness e. V.
An Lyskirchen 14
50676 Köln
Tel.: 02 21 / 2 71 66 90
www.bsw-web.de

Berufsverband für Feng Shui und Geomantie e. V.
Friedenstr. 20
97072 Würzburg
Tel.: 09 31 / 88 06 55 68
www.fengshui-verband.de

Stichwortverzeichnis

Ziffern mit * verweisen auf Abbildungen

Bildnachweis

Aristo/Impuls: 70ur
Borstell: 2 ul, 11, 16, 24, 25or, 25ur, 26, 28, 29, 33, 39, 42, 45, 48, 51r, 55ul, 55or, 55ur, 62, 71, 84, 95, 99r, 101, 103ul, 103ol, 103or, 107, 110, 112
J. Buckley/The Garden Collection: 83m, 92
Conmoto: 111
Dedon: 32
L.Eddison/The Garden Collection: 27, 63, 77, 78/79, 86, 88, 89l, 97
M.Garrett/The Garden Collection: 82ol, 98
Engelhardt/GBA: 90
Nichols/GBA: 55m
D. Harris/The Garden Collection: 2ur, 73
Kompatscher-Hoppe: 2ol, 2or, 7, 8, 9, 19, 44, 51l, 53, 55ol, 56, 59, 60, 64, 82m, 82ul, 82or, 82ur, 83ol, 83ur, 89m, 91, 94, 100, 105, 108
Kruse, Ubbo: 34
Menu as: 70ol, 70or
Moonlight GmbH: 70m
A. Neunsinger/Getty images: 15
Peters: 69
Pforr: 13, 14, 75, 87, 102, 103m, 103ur
Redeleit: 10, 37, 65, 93, 106
Reinhard: 23, 25ol, 25ul, 36, 49, 54, 66, 74, 80, 83ul, 83or, 89r, 96, 99ul
Rogers: 114/115
G. Rogers/The Garden Collection: 43, 57
Rothe: 20, 21, 25m, 35, 50, 58, 109
Ryan/Beyer/Getty images: 4, 47
D. St. Romaine/The Garden Collection: 104
Strauß: 17, 38, 52, 76, 85
Unopiù: 30/31, 70ul
Waechter: 68
Witt: 99m

Grafiken:
Heidi Janiček, München

Bibliographische Information der Deutschen Bibliothek

Die Deutsche Bibliothek verzeichnet diese Publikation in der Deutschen Nationalbibliographie; detaillierte bibliographische Daten sind im Internet über http://dnb.ddb.de abrufbar.

BLV Buchverlag GmbH & Co. KG
80797 München

Umschlaggestaltung:
Karin Niedermeier, München

Umschlagfotos:
Vorderseite: zefa/Anna Peisl (Frau); Karin Niedermeier (Blatt)
Rückseite: Rothe (oben), Kompatscher-Hoppe (unten)

Lektorat: Dr. Thomas Hagen
Herstellung: Ruth Bost
Layoutkonzept Innenteil: fuchs_design, Ottobrunn
Layout und Satz: Uhl + Massopust, Aalen

Gedruckt auf chlorfrei gebleichtem Papier

Printed in Germany
ISBN-10: 3-8354-0029-0
ISBN-13: 978-3-8354-0029-0